Wolfgang Wertenbroch · Übungsbuch zur Behandlung des Stotterns

BERGEDORFER FÖRDERPROGRAMME 3

Die "Bergedorfer Förderprogramme" sind eine Schriftenreihe aus dem Bereich der Pädagogik und Sonderpädagogik.

Da Leistungsausfälle in den verschiedensten Bereichen oft ihre Ursachen in dem Ausfall einzelner Grundfähigkeiten haben, ergibt sich die Notwendigkeit, gezielte Förderprogramme mit praxisorientierten Hinweisen und Anleitungen zu entwickeln.

In den Einzelschriften der "Bergedorfer Förderprogramme" werden daher theoretische Erkenntnisse und praktische Erfahrungen in ganz speziellen Bereichen so aufbereitet, daß sie ohne große Schwierigkeiten in die Praxis umgesetzt werden können.

Die "Bergedorfer Förderprogramme" sollen für alle, die mit der Gestaltung von Fördermaßnahmen befaßt sind, eine Hilfe sein.

Heiner Müller

Bergedorfer Förderprogramme 3

Wolfgang Wertenbroch

Übungsbuch zur Behandlung des Stotterns nach der Methode von Erwin Richter

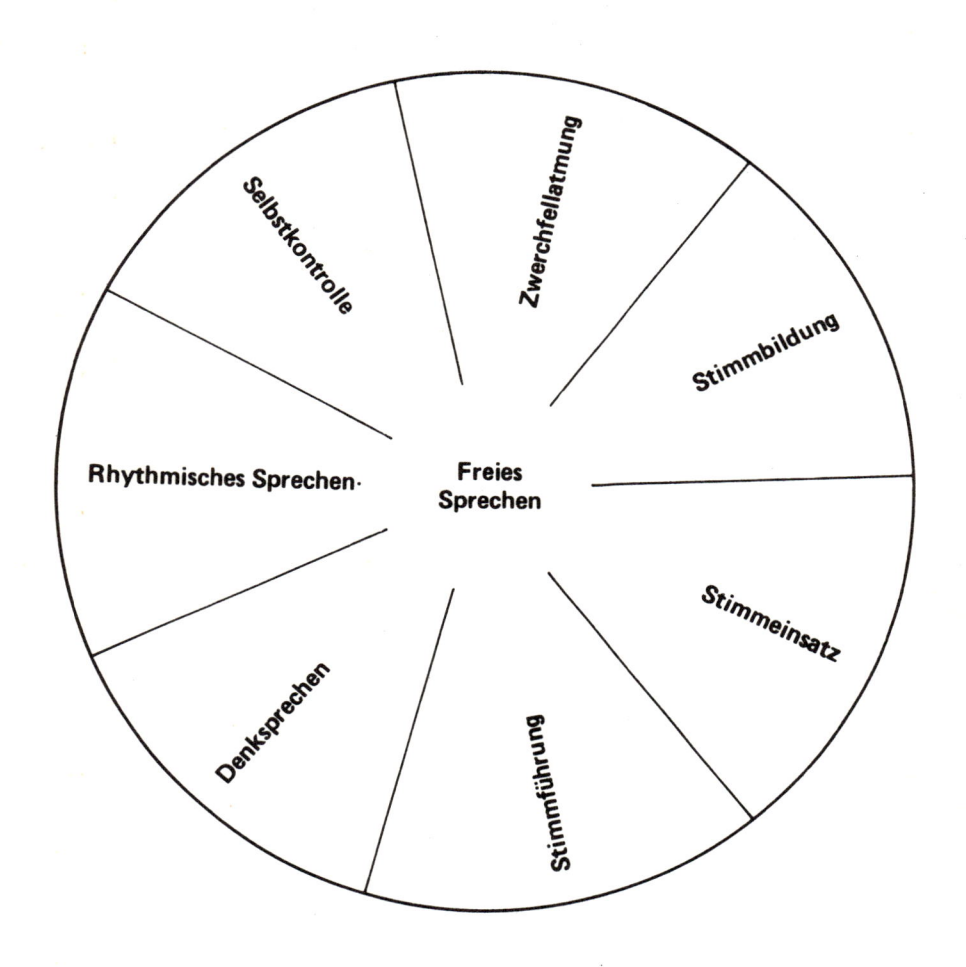

- Selbstkontrolle
- Zwerchfellatmung
- Stimmbildung
- Rhythmisches Sprechen
- Freies Sprechen
- Stimmeinsatz
- Denksprechen
- Stimmführung

Verlag Sigrid Persen
Horneburg/Niederelbe

BERGEDORFER FÖRDERPROGRAMME

1. **Hans-Helmut Decker-Voigt**
   Spiele mit Musik zum Sensibilisierungs- und Wahrnehmungstraining in der sonderpädagogischen Praxis
   Ca. 50 erprobte musiktherapeutische Spiele.

2. **Arnold Grunwald**
   Sprachtherapie — Praktische Anleitungen zur Diagnose und Therapie sprachgestörter und entwicklungsbehinderter Kinder
   Eine leicht verständliche Einführung in die Problematik für Lehrer, Eltern und Erzieher. Mit Diagnoseschema zur Erfassung von Entwicklungsrückständen und Sprachstörungen in Kindergärten und Schulen. Bereits nach kurzer Zeit ein Standardwerk!

3. **Wolfgang Wertenbroch**
   Übungsbuch zur Behandlung des Stotterns nach der Methode von Erwin Richter
   Praktischer Leitfaden für die Stotterertherapie. Für Therapeuten und Elternmitarbeit im Hause.

4. **Heiner Müller**
   Optisches Differenzierungs- und Konzentrationstraining — Die Erarbeitung skriptographischer Begriffe als propädeutischer Lese-, Schreib- und Mathematikunterricht
   In 12jähriger Entwicklungsarbeit entstand eines der interessantesten Programme zur Wahrnehmungsförderung. Für den Einsatz in Vorschulen, Kindergärten, Grund- und Sonderschulen.

5. **Anton Ottmann**
   unter Mitarbeit von Hildegard Heidtmann und Waldemar Stumpf
   Wir fördern mathematisches Denken bei Kindern mit Sprachschwierigkeiten
   Ein grundlegendes Werk zur Didaktik des Mathematikunterrichts in der Primarstufe.

6. **Peter Rech und Emil Schult**
   Spiele mit Kunst — Kunst-Spiele
   Ein Ideen-Handbuch für den erweiterten Kunst-Unterricht mit über 80 Themenvorschlägen. Für alle Schularten geeignet.

☐ Die Reihe wird fortgesetzt.

Verlag und Vertrieb: Sigrid Persen, Dorfstraße 14, D-2152 Horneburg

Wolfgang Wertenbroch

Übungsbuch zur Behandlung des Stotterns nach der Methode von Erwin Richter

Verlag Sigrid Persen
Horneburg/Niederelbe

Verlag und Vertrieb: Sigrid Persen, Dorfstraße 14, D-2152 Horneburg

3. Auflage 1988.
Alle Rechte vorbehalten.
© 1978 by Verlag Sigrid Persen, Horneburg
Druck: Wertdruck, Hamburg
Printed in Germany
ISBN 3-921809-03-7

Inhaltsverzeichnis

Vorwort   7

1. Einleitung   8

2. Übersicht zur Sprachübungsbehandlung   9

3. Die Zwerchfellatmung   11

    3.1. Allgemeines   11
    3.2. Zur Übung der Zwerchfellatmung   12
    3.2.1. Die Zwerchfellatmung im Liegen   12
    3.2.2. Vertiefung der Zwerchfellatmung im Sitzen   12
    3.2.3. Weitere Hinweise   12

4. Die klangvolle Stimmbildung mit weicher Artikulation   14

    4. 1. Allgemeines   14
    4. 2. Vorübungen zur Entspannung der Lippen und des Unterkiefers   15
    4. 3. Vorübungen zur Erlangung einer klangvollen Stimme und zur Normalisierung der Stimmlage   15
    4. 4. Übung einer klangvollen Stimmbildung   16
    4. 5. Übung einer klangvollen Stimme: Lallübungen für jüngere Kinder   17
    4. 6. Übung der Klangbildung mit gehauchtem Stimmeinsatz   18
    4. 7. Übung zur vollen Klangbildung mit weicher Artikulation   18
    4. 8. Zur weiteren Übung des vollen Klanges im Wort mit weicher Artikulation   20
    4. 9. Vorübungen zu einer weichen Artikulation durch Vokalbetonung   20
    4.10. Übung der Vokalbetonung und der weichen Artikulation   21

5. Der weiche Stimmeinsatz   22

    5.1. Allgemeines   22
    5.2. Zur Übung des gehauchten, weichen Stimmeinsatzes   23
    5.3. Übungen des weichen Stimmeinsatzes   24
    5.4. Zur Übung des Klanges mit weichem Stimmeinsatz   26

6. Die Führung der Stimme zur Betonung durch Hervorheben der klangtragenden Vokale   30

    6.1. Allgemeines   30
    6.2. Vorübung zur Betonung: Die Übung des Handschwungs in Form einer liegenden Acht   31

6.3.	Zur Übung der Betonung mit weichem Stimmeinsatz	31
6.4.	Zur Übung des betonten und schwungvollen Sprechens	34
6.5.	Zur Übung eines überbetonten Sprechens	36

7. Training der Stimmführung im gebundenen Sprechen 38

7.1.	Allgemeines	38
7.2.	Satzsprechen ohne Lesetext für jüngere Kinder	38
7.3.	Rätsel in Reimen für jüngere Kinder	39
7.4.	Übungen für ältere Kinder und Jugendliche	42
7.5.	Sprichwörter, Reime und Lautüberfüllungen	42

8. Zur Übung des Denksprechens I 47

8.1.	Allgemeines	47
8.2.	Reimergänzungen für jüngere Kinder	47
8.3.	Satzergänzungen für jüngere Kinder	50
8.4.	Reimergänzungen für ältere Kinder und Jugendliche	53
8.5.	Satzergänzungen für ältere Kinder und Jugendliche	57

9. Zur Übung des Denksprechens II 63

9.1.	Allgemeines	63
9.2.	Frage- und Aufgabenstellungen für jüngere Kinder	63
9.3.	Frage- und Aufgabenstellungen für ältere Kinder und Jugendliche	67

10. Sicherung des rhythmisch-schwungvollen Sprechens in Reimen und Gedichten 80

10.1.	Allgemeines	80
10.2.	Auswahl von Reimen und Gedichten	80

11. Das symptomfreie Lesen und Nacherzählen 88

12. Das spontane symptomfreie Sprechen 89

13. Hinweise zur Selbstkontrolle 94

Quellennachweise 99

Vorwort

Das vorliegende Übungsbuch basiert auf den Ausarbeitungen von Herrn Erwin Richter, Lübbenau (DDR). Eine mehrjährige freundschaftliche Beziehung mit intensivem Gedankenaustausch trug wesentlich zum Gelingen dieser Veröffentlichung bei.

Dieses Buch ist gedacht als Behandlungshilfe für den Sprachtherapeuten. Es ist gleichfalls vorgesehen für die Mitarbeit jugendlicher Stotterer und für die Hand der Eltern stotternder Kinder.

Vielleicht kann dieses Übungsbuch zu konstruktiver Kritik und zu Verbesserungen anregen.

Wir wünschen, daß es dazu beiträgt, stotternde Kinder und Jugendliche besser als bisher behandeln zu können.

Emsbüren, im April 1978   Wolfgang Wertenbroch

1. Einleitung

Dieses Übungsbuch ist als Anleitung für eine fachlich geleitete Sprachübungsbehandlung des Stotterns gedacht. Es bringt eine Auswahl von Übungsstoffen mit kurzen theoretischen Erklärungen, die in der Praxis entstanden sind und sich in ihr bewährt haben. Das Buch soll ein wohlmeinender Berater und Helfer sein, sowohl für den Sprachbehindertenpädagogen oder Logopäden, als auch für den jugendlichen Stotterer. Der Therapeut wird daraus den Leitfaden finden und die Übungen zusammenstellen, die im jeweiligen Falle erforderlich sind. Dem stotternden Jugendlichen soll es als Übungsvorlage dienen, wenn er nicht unter Anleitung des Therapeuten arbeitet. Es soll ihm auch dann ein Helfer sein, wenn die Behandlung durch den Therapeuten abgeschlossen ist.

Soll die Behandlung einen Erfolg bringen, so muß den stotternden Kindern und Jugendlichen oder den Bezugspersonen eine größere Eigenverantwortung übertragen werden. Es genügt nicht eine wöchentliche Therapiestunde. Auch zu Hause ist täglich ein bestimmtes Pensum zu üben, damit die neue Sprechtechnik schnell und sicher gelernt wird. Die Mitarbeit der Eltern oder anderer Bezugspersonen ist eine Forderung, die wir immer wieder erheben. Die häusliche Umgebung muß in den Behandlungsprozeß einbezogen werden. Sie hat das Kind oder den Jugendlichen positiv zu beeinflussen und soll stets auf ein symptomfreies Sprechen achten. Der Umerziehungsprozeß des stotternden Kindes, sprechtechnisch als auch seelisch, muß vom Elternhaus unterstützt werden und kann nicht nur Sache des Therapeuten oder der Sprachheilschule sein.

Ein detaillierter Lehrplan zur Beseitigung des Stotterns kann hier nicht aufgestellt werden. Jedes Stottern ist verschieden geartet und sollte individuell angefaßt werden. Das Übungsbuch ist also nicht für einen Selbstunterricht gedacht. Nur der Therapeut kann den Behandlungsgang fachgemäß lenken. Zur Einübung der neuen Sprechtechnik kann z.B. nur der Behandelnde unterscheiden, ob der Stimmeinsatz richtig erfolgt. Desgleichen können die Atmungs- und Entspannungsübungen nur von ihm kontrolliert werden. Aus diesem Grunde sind auch weitere Techniken hier nicht dargestellt worden. Den Therapeuten verweisen wir auf das Buch "Die Sprachübungsbehandlung des Stotterns nach der Methode von Erwin Richter".

2. Übersicht zur Sprachübungsbehandlung

Die Beseitigung des Stotterns kann von drei Seiten angegangen werden. Zuerst ist die Psychotherapie, also die seelische Beeinflussung, zu nennen. Eventuell müssen ärztliche Maßnahmen zur Hebung des allgemeinen Gesundheitszustandes, insbesondere zur Kräftigung des Nervensystems eingesetzt werden. Der dritte Weg ist die hier vorgelegte Sprachübungsbehandlung als Arbeitsfeld des Sprachtherapeuten. Es sei betont, daß die Übungsbehandlung zur Beseitigung des Stotterns allein betrieben meist nicht ausreicht.

Das gestotterte Sprechen beruht auf fehlerhaftem Vollzug des Zusammenspiels der am Sprechakt beteiligten Muskulatur. Besonders nach jahrelangem Bestehen hat sich eine falsche Sprechtechnik eingeschliffen, die zur pathologischen Sprechgewohnheit geworden ist. Die Technik des Sprechens muß also korrigiert und in ihre normale Funktion zurückgeführt werden. Übungen des Sprechens sind überhaupt nur sinnvoll, wenn richtige Sprechdispositionen gesetzt und trainiert werden.

Eine Stotterbehandlung läßt sich nicht schablonisieren. Trotzdem sollen für unsere Übungstherapie einige Anregungen gebracht werden. Wir unterscheiden in unserem Lehrgang die Übungen der Basistherapie und die weiterführenden Übungen bis zur freien Rede. Die Basisübungen enthalten die Grundformen der normalen Sprechtechnik und verhelfen zu einer symptomfreien, aber keineswegs auffälligen Sprechweise. Diese neue Sprechtechnik bringt erleichternde Sprechmerkmale, die unter dem Begriff der "neuen erleichternden Sprechweise" zusammengefaßt werden. Es muß also zuerst die Basistherapie erarbeitet werden. Mit dieser kommen wir in verhältnismäßig kurzer Zeit zu einem symptomfreien Sprechen. Wohlgemerkt vorerst nur im Therapieraum in gesicherter Sprechposition. Eine Übungssprache mit überdehnten Vokalen wird abgelehnt. Es wird sogleich auf eine wohlgeformte Gebrauchssprache hingearbeitet. Wir stützen uns auch nicht auf einzelne sogenannte Sprechhilfen, sondern verfolgen die Gesamtheit der aufgestellten Punkte.

Fließendes, symptomfreies Sprechen ist ein stimmhaftes Sprechen, d.h. in den Sprechprozeß muß viel Stimmvolumen hineingebracht werden. Dazu sind einige Schwerpunkte besonders herauszustellen, die in der Übungstherapie unbedingt bis zur völligen Beherrschung zu erarbeiten sind:
- Der weiche Stimmeinsatz ("weicher Anhub") und überhaupt das weiche, lockere Sprechen.
- Die etwas gezogene Sprechweise mit der nur leichten Dehnung und Heraushebung der Vokale.
- Die Führung der Stimme zu einer Sprechmelodie.

Es wird vorteilhaft mit der Atmungskorrektur begonnen. Atmungsübungen werden immer sogleich mit Stimmübungen gekoppelt. Das "Antönen" beim Sprechbeginn in einer Erregungssituation wird den meisten Stotterern mehr oder weniger schwierig. Deshalb muß die Übung des weichen

Stimmeinsatzes als besonders wichtige Basisübung angesehen werden. Als Vorlage dienen mehrere Seiten, die immer wieder in die Übung einbezogen werden sollten. Die Übung des weichen Stimmeinsatzes leitet schon die Entspannung der Sprechmuskulatur allgemein ein. Auf das weiche und lockere Sprechen muß größte Sorgfalt gelegt werden. Sobald das Kind oder der Jugendliche wieder vom entspannten Sprechen abweicht, sind sofort wieder entsprechende Übungen einzuschalten. Das entspannte Sprechen ist nicht vom stimmhaften Sprechen zu trennen. Wird viel Stimme in den Mundraum gebracht, so wird damit der artikulatorische Widerstand leichter überwunden. Bei stärkeren Verkrampfungserscheinungen oder Stimmhemmungen muß man zunächst das Sprechen führen, indem man leise mitspricht. Dieses Mitsprechen führt die Stimme und befähigt das Kind oder den Jugendlichen, Stimme zu bringen, sie zu halten und zu führen.

Die Übungen der gezogenen Stimme mit leichter Dehnung des ersten Vokals im Sprechsatz leiten das betonte Sprechen ein. Die Betonungsübungen sind deshalb so wichtig, weil sie einerseits die Stimmgebung forcieren. Andererseits muß gelernt werden, die Stimme zu halten und rhythmisch zu sprechen. Die Übung des betonten Sprechens nimmt einen breiten Raum ein. Es ist die Übung der gebundenen und nun schwingenden Sprechweise. Der schwerer Stotternde unterstütze das betont-schwungvolle Sprechen mit dem Handschwung in Form einer liegenden Acht.

Sind diese Verhaltensweisen gelernt, darf im Behandlungsraum nicht mehr gestottert werden. Jetzt gehen wir zu den erweiternden bzw. vertiefenden Übungen über, und es gilt, das nun störungsfreie Sprechen zu festigen und einzuschleifen. Wir erweitern die Übungen der reinen Sprechfunktion in der Basistherapie zu Übungen in der freien Rede. Die Lückentexte und Ergänzungssätze bringen die Verbindung vom Übungssatz zum Freisprechen. In den Formen der Sprachverzögerung werden die Denksprech- und Freisprechübungen einen Hauptteil der Sprachübungstherapie einnehmen. Ziel unserer Behandlung ist die störungsfreie Rede, die im Behandlungsraum unbedingt erreicht werden muß und bei entsprechender Mitarbeit auch immer erreicht wird. Es bleibt dann noch sehr viel zu tun, um auch in emotional schwierigen Sprechsituationen symptomfrei zu sprechen.

3. Die Zwerchfellatmung

Ziele:

- Eine möglichst große Stimmleistung mit dem geringsten Kraftaufwand erbringen.
- Mit *einer* Einatmung den Stimmton möglichst lange halten können, also von Atemzug zu Atemzug eine lange Stimmdauer erzielen.

3.1. Allgemeines

Mit Beginn der Übungsbehandlung ist die Sprechatmung zu korrigieren. Der Stotterer betätigt fast immer die obere Brustatmung. Bei der Aufforderung, tief einzuatmen, hebt er oft sogar die Schultern. Mit dieser Hochatmung bewirkt er eine Fehlspannung des Kehlkopfes, die in der Erregung zu einem völligen Stimmbandverschluß und damit zur Stimmabschnürung führt. Die richtige Atmung ist jedoch die Zwerchfellatmung, die auch für unsere Therapie angewendet wird. Mit der Zwerchfellatmung steht ein größeres Atemvolumen zur Verfügung als mit der flachen Brustatmung. Zu einer guten Atemtechnik gehört, daß nur ein sehr geringer Atemdruck gegen die Stimmbänder geführt wird. Die Zwerchfellatmung ist die Voraussetzung für eine gute Klangbildung. Daher wird in allen Fällen eine funktionstüchtige Atmung die Beseitigung der Sprechstörung wesentlich beschleunigen. Es gilt also, die Sprechatmung wieder richtig einzustellen. Die geregelte Atemführung läßt die Stimmführung und damit das Sprechen insgesamt geregelt ablaufen. Der geführt-geregelte Atemstrom ermöglicht eher einen geordneten Stimmfluß, und ein ungehinderter Stimmfluß ist die Voraussetzung für ein fließendes Sprechen. Alle Übungen, die der Atmung und der Klangbildung dienen, haben die gemeinsame Formel: "Fließt der Atem, so fließt die Stimme, und fließt die Stimme, so fließt die Rede". Diese Neueinstellung der Sprechatmung kann nur unter Anleitung des Therapeuten erfolgen. Es wäre allerdings zwecklos, diese Art der Atmung nur in den Übungsstunden anzuwenden und anschließend wieder zur Brustatmung zurückzukehren. Nach vorliegenden Erfahrungen spielt sich aber die Zwerchfellatmung bei konsequenter Übung verhältnismäßig schnell ein. Jedenfalls ist sie solange zu üben, bis sie zur Gewohnheit geworden ist.

Bei Vorschulkindern sehen wir von speziell betriebenen Atemübungen ab, denn sie können erst recht zu Verspannungen führen, wenn in die Übung zuviel Willenshandlung hineingetragen wird. Sind bei den Vorschulkindern Übungen der Atmung erforderlich, so kleiden wir diese in eine spielerische Form, damit die Aufmerksamkeit des Kindes vom Vorgang der Atmung abgelenkt wird.

Dem Jugendlichen kann erklärt werden, daß die Zwerchfellatmung zu einer gewissen Entspannung führt, denn es läßt sich die Verspannung der Kehlkopfmuskulatur bis zu einem bestimmten Grade herunteratmen bzw. in die Bauchmuskulatur "verlagern".

3.2. Zur Übung der Zwerchfellatmung

3.2.1. Die Zwerchfellatmung im Liegen

Das Kind liegt entspannt auf einer Liege, der Kopf möglichst flach, die Hände bleiben am Körper. Nach einer eingeleiteten Lockerung des ganzen Körpers wird ganz zwanglos, jedoch kurz und tief in den Bauch eingeatmet. Wir spielen "Lufteinholen" oder "Luftpumpen" und atmen im gleichen Rhythmus zunächst mit. Die Einatmung soll ruhig und natürlich durch den Mund erfolgen. Um das Heben und Einsinken der Bauchdecke zu erreichen, legt der Therapeut zunächst seine rechte Hand auf den Bauch des Kindes und drückt mit der linken Hand die Brust herunter. Später legen wir ein Stofftier oder ein Buch auf den Bauch. Nun übt das Kind mit der Ein- und Ausatmung Dick- oder Dünnbauch, oder es spielt mit dem auf dem Bauch liegenden Stofftier Wippe: es kommt schnell nach oben und geht nur langsam hinunter. Die Ausatmung erfolgt feinstromig und langsam zunächst stimmlos auf "f". Bald danach erfolgt die Ausatmung stimmhaft mit gedehnten Vokalen in Silben oder Wörtern nach Vorlage der entsprechenden Übungen. Es ist eine Verlängerung der Zeitdauer des Ausatemzuges anzustreben. Jedoch darf nicht aus übertriebenem Ehrgeiz eine Verlängerung der Ausatmung bis zur Verkrampfung erfolgen.

3.2.2. Vertiefung der Zwerchfellatmung im Sitzen

Wir üben kurze Sätze oder lesen Gedichte mit kurzer Zeilenspur. Dabei legt das Kind seine rechte Hand auf den Bauch und kontrolliert damit die geregelte Einatmung. Es kontrolliert, ob sich der Bauch bei der Einatmung genügend vorwölbt. Wichtig ist, daß die Fähigkeit zur entspannenden Pause mitgeübt wird. Zwischen Ausatmung und neuer Einatmung muß eine kleine angemessene Pause liegen.

3.2.3. Weitere Hinweise

Wenn wir mit Vorschulkindern die Atmung üben, machen wir gymnastische Übungen, die auf der Matte zu betreiben sind und bei denen sich die Zwerchfellatmung von allein einstellt.
Eine weitere gute Atemübung für jüngere Kinder stellt das Singen dar. Hier wird beides geübt: die vertiefte Atmung und beherrschte Atemführung und die zwanglose Stimmgebung.
Mit älteren Kindern können wir das "feinstromige Ausatmen" üben: eine brennende Kerze (Docht möglichst klein) steht dicht vor dem Mund des Kindes. Nun wird laut gegen die Flamme getönt, solange der Atemstrom reicht:

"ha ————————" usw. oder Kurzsätze.

Dabei darf die Flamme nicht ausgepustet werden. Wird die Flamme gelöscht, so war die Atemführung zu scharf oder es wurde stoßweise geatmet.

Mit älteren Kindern kann auch das "Rufen mit innerer Spannhalte" geübt werden; wir stehen aufrecht und haben die Hände in Hüftstütz an den unteren Rippen. Mit einer zwanglosen Einatmung werden nun die Flanken geweitet. Danach rufen wir laut "ja", wobei die Hände jeweils herauszufedern sind. Das Rufen ("ja" oder auch "hallo") ist so lange zu wiederholen, bis der Atem verbraucht ist. Die ganze Übung kann mehrmals wiederholt werden.

4. Die klangvolle Stimmbildung mit weicher Artikulation

Ziel: Dem Sprechprozeß recht viel Stimmklang zuführen, um der sonst leicht auftretenden Verschlußbildung entgegenzuwirken.

4.1. Allgemeines

Zum Sprechen gehört wesentlich die Stimmleistung. Das zu verarbeitende Material im Sprechprozeß ist also die Stimme. Beim Stottern äußert sich die Stimmbehinderung; aus oft psychischem Anlaß wird die Stimmgebung gehemmt, abgebremst oder gar abgeschnürt. Deshalb muß es unser Arbeitsziel sein, das Material des Sprechens, also den Stimmfluß, für die Sprechfunktion zu sichern.

Übungen der Stimmbildung stellen eigentlich Übungen zum Öffnen der Kehle dar. Über Atmungs-, Vokal- und Betonungsübungen wird die Stimmritze frei und die Stimme vollschwingend gemacht. Sprechen mit offener Kehle (faukale Weite) und geringster Muskelleistung gehört seit langem zum Programm der Stotterertherapie.

Das stimmhafte Sprechen wird zunächst durch eine leichte Dehnung der Vokale geübt. In der Therapiestunde wird sofort stimmhaft und nun fließender gesprochen, wenn die Vokale etwas gezogen werden. Je mehr Stimmvolumen in das Sprechen hineingenommen wird, desto fließender wird es ablaufen. Hinzu kommt, daß der gezogene Vokal den nachfolgenden Konsonanten viel leichter mitfließen läßt. Zudem ist das Sprechen sofort weicher, wenn in etwas gezogener Form gesprochen wird. Das gezogene Sprechen ist die bestmögliche Form, die Fehlspannungen der Sprechmuskulatur aufzuheben. Wird genügend Stimme in den Mundraum gebracht, so arbeitet auch die Artikulation störungsfreier, es bilden sich kaum verlängerte Verschlußphasen. Ein voller Klangstrom überdeckt das falsche Sprechmuskelgefühl und überbrückt auch verspannte Artikulationsmuskeln.

In den täglichen Übungen kommt es zunächst darauf an, das stimmhafte Sprechen dem eigenen Gefühl näherzubringen. Dem eigenen Ohr klingt das neuartige klangvolle Sprechen fremd. Daher wird es vor allem vom Jugendlichen oft abgelehnt. Er hat jahrelang mit abgebremster und klangarmer Stimme gesprochen, und dieses stimmgehemmte oder klangarme Sprechen wurde trainiert, ist ihm gleicherweise zur Natur geworden. Es ist ihm leider nicht möglich, sich schnell auf ein klangreiches Sprechen umzustellen. Deshalb kommt es jetzt besonders darauf an, willensmäßig Stimme zu bringen. In den Übungen übertreiben wir zunächst, um dieses neue stimmhafte Sprechen zu fördern. Sehr oft geht bei älteren Stotterern die Stimmlage etwas in die Höhe. Darum ist es erforderlich, die Stimmlage zu senken. Es muß zumindest immer die natürliche Stimmlage angestrebt werden. Diese wird vom Therapeuten bestimmt und gelenkt. Das Sprechen in tieferer Stimmlage bewirkt mitunter schlagartig eine verbesserte Sprechleistung. Sie ist einzuüben und möglichst zu automatisieren.

4.2. Vorübungen zur Entspannung der Lippen und des Unterkiefers

Die folgenden Übungen sollten zur sichtbaren Kontrolle der Entspannung vor einem Spiegel geübt werden. Alle Übungen sind mehrmals zu wiederholen.

pppppppppppp — ohne Stimme schnell hintereinander
bbbbbbbbbbbb — mit Stimme schnell hintereinander

Der kräftige Luftstrom läßt die völlig entspannten Lippen nach außen flattern.

Wangen aufblähen, jedoch die dabei geschlossenen Lippen nicht verkrampfen. Mit der Ausatemluft die Lippen weich auseinandersprengen, wobei sich nach jeder Silbe — ohne neu einzuatmen — die Wangen wieder mit Luft füllen und neu aufblähen:
pepp — pepp — pepp — pepp — pepp — pepp

Jetzt die Wangen aufblähen, dann mit allmählich absinkender Stimme die Übungssilben:
pomme — pomme — pomme — pomme — pomme — pomme

Diese Silben zuerst ohne, dann mit Stimme üben; erst langsam, dann immer schneller werden.

Den Unterkiefer durch sein Eigengewicht herunterfallen lassen. Mit folgender Übungssilbe wird er gehoben und wieder nach unten fallengelassen:
happ — happ — happ — happ — happ — happ — happ

"Vorspannübungen" für schwerer Stotternde:

^{m}baa — ^{m}paa — ^{m}boo — ^{m}poo — ^{m}buu — ^{m}puu

^{n}daa — ^{n}taa — ^{n}doo — ^{n}too — ^{n}duu — ^{n}tuu

^{ng}gaa — ^{ng}kaa — ^{ng}goo — ^{ng}koo — ^{ng}guu — ^{ng}kuu

Kieferschütteln: dies ist eine schwierige Übung, aber sehr gut als Entspannungsübung geeignet.

Zähneklappern: Mit der Hand leicht an den Unterkiefer schlagen.

4.3. Vorübungen zur Erlangung einer klangvollen Stimme und zur Normalisierung der Stimmlage

(In Verbindung mit der Zwerchfellatmung zu üben.)

Ausgangspunkt für die Stimmübungen ist das zwanglose aber klangvolle Summen auf "mm". Um den Klang besser mithören zu können, wird ein Ohr (Ohrläppchen) umgebogen und dabei der Gehöreingang verdeckt. Bleiben beim Summen die Lippen entspannt, so verspürt man einen leichten

Kitzelreiz auf der Oberlippe. Auf diese Entspannung achten!

Wir spielen Feuersirene mit an- und abschwellendem Klang auf "mm". Mehrmals wiederholen.

Wir üben Stimmwellen. Mit dem Finger wird jede Wellenlinie auf dem Tisch nachgeschrieben:

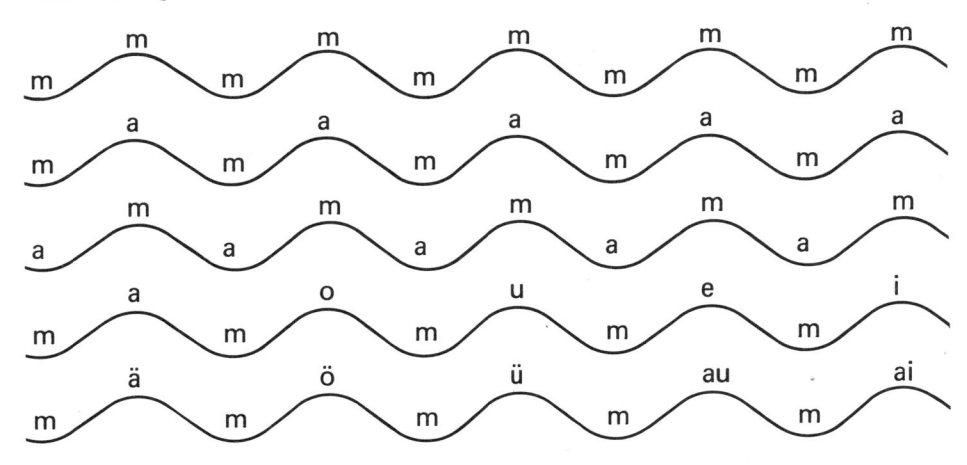

```
       m        m        m        m        m
m  ⌒     ⌒        ⌒        ⌒        ⌒        ⌒
        m        m        m        m        m

       a        a        a        a        a
m  ⌒     ⌒        ⌒        ⌒        ⌒        ⌒
        m        m        m        m        m

       m        m        m        m        m
a  ⌒     ⌒        ⌒        ⌒        ⌒        ⌒
        a        a        a        a        a

       a        o        u        e        i
m  ⌒     ⌒        ⌒        ⌒        ⌒        ⌒
        m        m        m        m        m

       ä        ö        ü        au       ai
m  ⌒     ⌒        ⌒        ⌒        ⌒        ⌒
        m        m        m        m        m
```

Stimmwellen 2 und 3 werden auch mit den Vokalen o, u, e und i geübt. Anmerkung: mit dem Vorspann von "m" oder "n" wird zwangsläufig in etwas tieferer Stimmlage eingesetzt. Diese Senkung der Stimmlage ist zur volleren Klangbildung erforderlich. Wichtig ist auch, daß das klangvolle Sprechen gefühlsmäßig akzeptiert wird. Mit klangvoller Stimme kann kaum gestottert werden.

4.4. Übung einer klangvollen Stimmbildung

(Kann auch in Verbindung mit der Zwerchfellatmung geübt werden.)

Glockenläuten:
blomm — blomm — blomm usw.
bimm—bamm, bimm—bamm usw.

Brummen des Kleinkindes:
mam—mam—mam, mam—mam—mam,
mamm—mamma—mamm usw.

Dasselbe mit den Vokalen o, u, e und i. Diese Übungen sollen mehrmals wiederholt werden.

Signalklänge mit "Vorspann":
^{m}bim—bim—bim—bim, ^{m}bim—bim—bim—bim
^{m}bum—bum—bum—bum, ^{m}bum—bum—bum—bum
^{m}bam—bam—bam—bam, ^{m}bam—bam—bam—bam

ᵐbom—bom—bom—bom, ᵐbom—bom—bom—bom
ᵐbem—bem—bem—bem, ᵐbem—bem—bem—bem

Reimwörter:
Hummer — Nummer — dummer
immer — nimmer — Schimmer
Brummer — krummer — Schlummer
Flimmer — Glimmer — schlimmer
hingen — ringen — singen — springen
hangen — bangen — langen — fangen
Horn — Born — Dorn — Korn — vorn — Zorn

Lachen:
ha—ha—ha—haa, ha—ha—ha—haa (mehrmals)
Auch in tieferer Stimmlage.

4.5. Übung einer klangvollen Stimme: Lallübungen für jüngere Kinder

(In Verbindung mit der Zwerchfellatmung zu üben.)

Durch die folgenden Übungen soll beim stotternden Kind die Freude am Klang geweckt werden. Dies ist als Ausgangsbasis für die weiteren Übungen wichtig.

mi——ma——mo——	mi——ma——mutsch
bi——ba——bo——	bi——ba——butsch
wi——wa——wo——	wi——wa——wutsch
li——la——lo——	li——la——lutsch
ki——ka——ko——	ki——ka——kutsch
ri——ra——ro——	ri——ra——rutsch
di — da — dosen	gi — ga — guck
li — la — losen	fi — fa — fuck
hi — ha — hosen	mi — ma — muck
ri — ra — rosen	pi — pa — puck
ti — ta — tosen	ri — ra — ruck
ki — ka — kosen	zi — za — zuck
hamm — homm — humm	himmel — hammel — hummel
lamm — lomm — lumm	bimmel — bammel — bummel
kamm — komm — kumm	schimmel — schammel — schummel
damm — domm — dumm	ringel — rangel — rungel
flamm — flomm — flumm	tingel — tangel — tungel
schlamm — schlomm — schlumm	zingel — zangel — zungel

4.6. Übung der Klangbildung mit gehauchtem Stimmeinsatz

(In Verbindung mit der Zwerchfellatmung zu üben.)

Bei dieser Übung ist zu beachten, daß der Stimmeinsatz nicht verhaucht und die Stimme etwas tiefer eingesetzt wird. Die Vokale sind entsprechend den Strichen langzuziehen. Es kommt hier lediglich auf die Klangbildung an. Ein bloßes Herunterleiern der Übungen wäre zwecklos. Wir hören nur Stimmklang und halten ihn mit dem Ohr fest. Die Mitlaute sollen im Stimmstrom eingebettet sein und so eine weiche Artikulation ermöglichen.

```
ha------dra---dra---dra---dra--
ho------fro---fro---fro---fro--
hu------pru---pru---pru---pru--
ha------kra---kra---kra---kra--
hi ------gli---gli---gli---gli--
he------kne---kne---kne---kne--

ha------schla---schla---schla--
ho------schto---schto---schto--
hu------schpu---schpu---schpu--
ha------schra---schra---schra--
he------schwe---schwe---schwe--
hi ------schni---schni---schni--

ha------kwa---kwa---kwa---kwa--
ho------zo---zo---zo---zo--
hu------zwu---zwu---zwu---zwu--
ha---ba---a---pa--- (Pause) a---ba---a---pa---
ho---do---o---to--- (Pause) o---do---o---to---
hu---gu---u---ku--- (Pause) u---gu---u---ku---
```

4.7. Übung zur vollen Klangbildung mit weicher Artikulation

(In Verbindung mit der Zwerchfellatmung zu üben; ebenfalls zur Übung des Handschwungs mit den zwei Schlingen einer liegenden Acht, vgl. Abschnitt 6.2., Seite 31.)

Die Silben oder Wörter werden in tieferer Stimmlage gesprochen, die Vokale etwas gezogen und möglichst klangvoll.

mied — Schmied   Fach — wach
Maus — Schmaus   fein — Wein
nur — Schnur   Felle — Welle
lug — Flug   Felder — Wälder
leid — Kleid   falten — walten
Lamm — Schlamm   fühlen — wühlen
Lachs — Flachs   Bar — Paar
Locke — Flocke   Bein — Pein

Lehe — flehe
wert — Schwert
Wulst — Schwulst
warte — Schwarte
rot — Brot
Rad — Grad
rund — Grund
Rand — Brand
Ralle — Kralle
Röte — Kröte
Panne — Spanne
paaren — sparen
taub — Staub
Tier — Stier
Tulpe — Stulpe
Tempel — Stempel

Blatt — platt
Brise — Priese
Bohlen — Polen
backen — packen
der — Teer
Dorf — Torf
Deich — Teich
Drang — Trank
drüben — trüben
danken — tanken
Gurt — Kurt
Gäule — Keule
Gabel — Kabel
Garten — Karten
Grippe — Krippe
Grenze — Kränze

☆ ☆ ☆

Zur Übung des Handschwungs mit drei Schlingen.

Der Luftstrom zielt auf den Vokal, der nach dem Mitlaut steht. Nur der Vokal klingt, der Mitlaut "lautet" lediglich mit. Jede Zeile wird in gebundener Form und mit klangvoller Stimme gesprochen.

Duft — Luft — Schuft
Lift — Gift — Stift
bist — List — Zwist
Dunst — Kunst — Brunst
Gicht — Wicht — Schicht
tuscht — kuscht — pfuscht
füllst — knüllst — brüllst
putzt — stutzt — schmutzt
dürfst — Fürst — bürst
tunkst — funkst — prunkst
senden — wenden — spenden
tüchtig — züchtig — flüchtig
raffen — paffen — schaffen
sehen — wehen — stehen
lagen — ragen — fragen
narren — scharren — knarren
Wahl — Schal — Zahl
Schall — Knall — Schwall
März — Scherz — Schmerz
Sucht — Zucht — Frucht
sacken — Zacken — zwacken
lustig — wußt ich — krustig
schütz ich — stütz dich — schwitz ich
pünktlich — dünkst dich — pfingstlich

4.8. Zur weiteren Übung des vollen Klanges im Wort mit weicher Artikulation

(Zur vollen Klangbildung sind Mund und Kehle weit zu öffnen.)

Von jedem Wort sollen zwei Sätze gebildet werden: ein Satz mit dem Wort in der Einzahl, ein Satz mit dem jeweiligen Wort in der Mehrzahl.

Plombe — Plakette — Plätteisen — Platzkonzert
Prüfung — Programm — Prahlhans — Prinzessin
Blaubeere — Blinddarm — Blockflöte — Blüte
Brücke — Brauerei — Bräutigam — Briefträger
Dresden — Drossel — Drachen — Dreschmaschine
Traum — Traktor — Treppenhaus — Traurigkeit
Flamme — Fledermaus — Fleischerei — Flöte
Frankfurt — Frechheit — Fruchtsaft — Frohsinn
Glatteis — Gletscher — Glasscheibe — Gleichgewicht
Grippe — Großmutter — Grünanlage — Gruppe

Klammer — Klebstoff — Klempner — Klavierspieler
Krawatte — Kraftwerk — Kreuzotter — Krümelchen
Knüppel — Knackwurst — Kneifzange — Knochenbruch
Quelle — Quartett — Quadrat — Quecksilber
Schlange — Schlosser — Schlitten — Schleifstein
Schnecke — Schneider — Schnabel — Schnelligkeit
Schmied — Schmerz — Schmorbraten — Schmetterling
Schreck — Schraube — Schramme — Schreibmaschine
Schwan — Schwert — Schwester — Schweinefleisch
Sprache — Sprichwort — Sprengung — Springseil
Strudel — Strohhut — Strömung — Strafanstalt
Zitrone — Zentimeter — Zirkuszelt — Zündholz
Zweck — Zwieback — Zweikampf — Zwiebelsamen

4.9. Vorübungen zu einer weichen Artikulation durch Vokalbetonung

Der erste Vokal wird ganz weich eingesetzt und übertrieben langgezogen. Auf den zweiten (unterstrichenen) Vokal ist ein stärkerer Stimmdruck zu legen, die Betonung erfolgt also mit der größeren Lautstärke.

ooblo	uudru	eefle	iifri	aabra
o—gro	u—gnu	e—kle	i—kni	a—gla
o—kwo	u—ßtu	e—ple	i—pri	a—kra
o—ßpo	u—kßu	e—ze	i—schli	a—schna
o—tro	u—schru	e—pße	i—schni	a—schra
o—zwo	u—schtru	e—ße	i—schwi	a—schpra

Der Vokal wird übertrieben betont. Auf ihm liegt die Stimme, und sie geht dabei etwas in die Höhe. Diese Vorübungen könnten langweilig oder gar mechanisch erscheinen, sie sind aber für die Stimmgebung und Betonung sehr wichtig und sollten daher immer wieder einmal ins Übungsprogramm aufgenommen werden.

bluu	broo	druu	flaa	schruu
frii	zoo	graa	gnoo	schnuu
kluu	glii	pfee	kraa	schmaa
kwaa	ploo	knee	prii	schwuu
ßpii	kpoo	ßtaa	tree	schluu
pßaa	schpraa	zwoo	pfrii	schtruu

4.10. Übung der Vokalbetonung und der weichen Artikulation

Zwei oder drei Konsonanten im Anlaut werden wie ein Konsonant gesprochen. Das wird erreicht, wenn man schnell in die Stellung des darauffolgenden Vokales hineingeht.

    Die erste Silbe wird betont und dadurch etwas übertrieben, indem der unterstrichene Vokal gedehnt und lauter hervorgehoben wird. Die zweite und dritte Silbe schließt man kurz und ohne Betonung an. Von jedem Wort soll ein Satz gebildet werden. Das Sprechen ist mit Handschwung zu begleiten.

Blumenbeet
Brühwürfel
zweiundzwanzig
Fliederstrauß
Freundschaft
Glockenblume
Sprichwörter
Griechenland
Kleiderschrank
Kneifzange
Kreissäge
Schlittschuhe
Preiselbeere
Pfirsichbaum
Spielfeld
Stuhllehne

Zahnarzt
Schneegestöber
dreiunddreißig
Pflaumenbaum
Pflasterstein
Schmuckkästchen
Greifbagger
Schreibfeder
Struwwelpeter
Schwimmunterricht
Quarkspeise
Planschbecken
Springaffen
Speiseöl
Sklavenhändler
Spritzenhaus

5. Der weiche Stimmeinsatz

Ziel: Die Stimme beim Sprechbeginn mit minimaler Muskelspannung einsetzen.

5.1. Allgemeines

Diesem Arbeitsabschnitt wird sehr große Bedeutung beigemessen. Der Einsatz der klangvollen Stimme im Sprechprozeß insgesamt und der weiche Stimmeinsatz im Anlaut bei Sprechbeginn bilden die Basisübungen für das symptomfreie Sprechen. Das Bemühen um den weichen Stimmeinsatz setzt zugleich das Bemühen um ein ganz kraftloses Sprechen in Gang und zieht damit die weiche und entspannte Artikulation automatisch nach sich. Wird bei Sprechbeginn mit anlautendem Vokal ganz weich mit der Stimme eingesetzt, so ist gleichsam der weitere Stimmfluß für den nachfolgenden Satz gesichert. Es sei herausgestellt: Die Übung des weichen Stimmeinsatzes übt zugleich das weiche und entspannte Sprechen insgesamt, das wir schließlich mit all den Übungen anstreben.

Über den weichen Stimmeinsatz hinaus ist die gesamte Stimmgebung weich zu halten. Jede Abweichung bringt sofort wieder eine Härte ins Sprechen, die leicht zu Fehlspannungen und damit zu Störungen führen kann. Der harte Stimmeinsatz kann schon mit geringem reaktiven Zutun des Stotterers nur allzuleicht zum völligen Verschließen der Stimmbänder und damit zum Abschnüren der Stimmgebung führen. Der weiche Stimmeinsatz ist auch deshalb für ein störungsfreies Sprechen unbedingt erforderlich, weil er bei Sprechbeginn die sonst leicht eintretende Anlauthemmung verhindert. Er bildet überdies die Voraussetzung dafür, daß die Stimmgebung im allgemeinen weich und entspannt wird. Die Einübung des weichen Stimmeinsatzes ist nur unter Kontrolle des Therapeuten möglich, dessen Ohr dafür geschult ist und jede Abweichung sofort korrigieren kann.

Stimmeinsatz-Übungen haben einen großen Stellenwert innerhalb der Übungsbehandlung. Das Kind oder der Jugendliche muß die Technik des weichen Stimmeinsatzes unbedingt sicher beherrschen lernen. Bei diesen Übungen soll der Stotternde anstrengungslos und etwas leiser den Vokal antönen und ihn dann anschwellen lassen. Der Stimmeinsatz wird durch eine unterstützende Handgebärde (auf den Atem schreiben) wesentlich erleichtert. Wird der Atemstimmfluß mit dem Handschwung in Form einer liegenden Acht abgesichert, so hat man dabei gleichzeitig das Gefühl für den muskulös mühelosen und geregelten Sprechablauf.

Der Einsatz der Stimme beim Sprechbeginn ist dem Willen leicht zugänglich. Der Stotternde hat also die Fähigkeit, die Stimme willensmäßig weich einzusetzen und mit minimaler Muskelkraft zu sprechen.

Aber er muß diese Fähigkeit solange üben, bis sich das dafür normal entspannte Muskelgefühl entwickelt hat.

5.2. Zur Übung des gehauchten, weichen Stimmeinsatzes

(Mit Handschwung zu üben.)

Die Ausatemluft darf im Anlaut des "h" nicht verhaucht werden. Man geht sofort in die Vokalstellung hinein. Jede Zeile wird in gebundener Form gesprochen, wobei jedes Wort zu betonen und eine Schlinge zu schlagen ist.

Herz — Erz	Hader — Lader — Flader
Hort — Ort	Hegel — Regel — Pregel
Halm — Alm	heiß — leis — Gleis
heiß — Eis	heiß — Reis — Kreis
Hund — und	hoben — loben — Kloben
Haar — Aar	Hippe — Rippe — Grippe
Hahn — Ahn	Hagen — ragen — fragen
Hast — Ast	Hitze — Litze — Blitze
Hals — als	hüben — Rüben — trüben
Haus — aus	Hauch — Rauch — Brauch
Hecht — echt	Humpen — Lumpen — plumpen
Hauch — auch	harren — Narren — knarren
hört — hört!	heil — feil — Pfeil
halt — halt!	heiß — Neiß' — Gneis
hier — hier!	hier — Pier — Spier
hoho — ohó!	Halm — Salm — Psalm
hoi—hoi — ahói!	hegen — legen — pflegen
ha—ha — ahá!	hinken — sinken — Zinken
Horst haut	haben — Waben — Schwaben
Heinz heult	Haube — raube — Schraube
Hans hilft	Heller — Teller — Steller
Horst haut heftig	hingen — ringen — springen
Heinz hockt hin	heißen — Meißen — schmeißen
Hans höre her!	Happen — Lappen — schlappen

Jugendliche können zu den folgenden Wörtern (zumal bei verbesserter Sprechleistung) Sätze bilden.

Hochhaus	Heuhaufen	heimholen
Hausherr	Heißhunger	hochheben
Hofhund	Hinterhalt	haushalten
Halbheit	Herrenhemd	hellhörig
Hornhaut	Hinterhaus	herzhaft
Hühnerhof	Hundehütte	hinhalten
Haushalt	Hexenhaus	habhaft
Hasenherz	Hammelherde	handhaben
Heidehof	Haushälterin	hartherzig
Holzhaus	Hühnerhabicht	hinterhältig

Haus und Hof   Heu und Hafer
Haut und Haar   Hirte und Herde
Himmel und Hölle   halb und halb
Hemd und Hose   hübsch und häßlich
Hahn und Henne   hüpfen und humpeln
Höhen und Hügel   hin- und herhüpfen
Herr und Hund   hoch und heilig

5.3. Übungen des weichen Stimmeinsatzes

(Mit Handschwung zu üben.)

Die Stimme setzt beim anlautenden offenen Vokal ganz weich ein. Den anlautenden Vokal dehnt man ein wenig und tönt ihn klingend etwas in die Höhe. Die Vokale sollen voll ausklingen. Einsatz des Handschwunges: 1. Reihe mit einer Schlinge, 2. Reihe mit drei Schlingen.

Im Hof   Ohm — Rom — Brom
Im Haus   Uhr — nur — Schnur
Im Heu   ehe — Lehe — flehe
Im Hort   ist — wißt — Zwist
Im Haar   Eck — weck — Zweck
Im Haufen   Ohr — Moor — schmor
Am Hals   Elle — Welle — Quelle
Am Haus   Omen — Nomen — Gnomen
Am Hang   Eger — Leger — Pfleger
Am Hut   Igel — Riegel — Striegel
Am Hemd   Euter — Reuter — Kräuter
Am Himmel   irren — Wirren — schwirren

Ein Herr   Aal — Wahl — Qual
Ein Herz   Aue — laue — Klaue
Ein Horn   Eis — weiß — Schweiß
Ein Hahn   Ache — Rache — Drache
Ein Huhn   Aden — Laden — Fladen
Ein Hund   acht — lacht — Schlacht
Ein Hecht   Amme — Ramme — Schramme
Ein Hase   Abel — Nabel — Schnabel
Ein Hirsch   Eiche — Leiche — Bleiche
Ein Hammel   äffen — reffen — treffen
Ein Hauch   Äcker — lecker — Schlecker
Ein Helfer   einer — reiner — Schreiner

Beim anlautenden "A" wird ganz weich und mit etwas leiserer Stimme eingesetzt. Der Mund wird weit aufgemacht. Mit fast geschlossenen Zähnen kann kein weicher und tönender "A-Vokal" gebildet werden.

arm	Affe	Adresse	eilig
acht	Atem	Antenne	einig
alt	Asche	Alkohol	eigen
Aal	Album	Ameise	eifrig
Akt	Ampel	Appetit	eitel
Art	Ader	Afrika	einsam
Ast	Abend	Asien	einmal
Axt	Acker	Amerika	einfach
Anna	Axel	Alfred	Eile
Alma	Albin	Arnold	Eiche
Agnes	Adolf	Andreas	Eifer
Anita	Achim	Aribert	Eisen
Adele	Artur	Angelika	Eimer
Astrid	Anton	Adelheid	Eiter
Agathe	Albert	Anneliese	Eichel
Amanda	Alfons	Annemarie	Eiweiß
Amt	Apfel	Angina	Eilbote
Ampel	Arbeit	Abzeichen	Eilgut
Armee	Abteil	Apfelmus	Eismeer
Atlas	Anfang	Abendbrot	Eisbein
Amboß	Anzahl	Apotheke	Einfall
Aster	Anker	Abenteuer	Einband
Ahorn	Adler	Automobil	Einzahl
April	Abhang	Angelrute	Einsturz

Ältere Kinder und Jugendliche bilden mit jedem Wort einen Satz.

abwischen	abtrocknen	anbraten
abseifen	abrupfen	anbrennen
abräumen	abwaschen	anfeuchten
abschneiden	abzahlen	anknipsen
abspringen	anweisen	anstoßen
absplittern	anknüpfen	annähen
abstürzen	anbinden	anziehen
absteigen	anpflanzen	anstreichen
auffangen	aufspringen	ausfegen
auffüllen	aufstehen	ausfragen
aufheben	aufstellen	ausgießen
aufhören	auftrennen	auskehren
aufkleben	ausziehen	ausklopfen
aufladen	ausruhen	ausbürsten
aufmachen	austragen	auswickeln
aufräumen	aushelfen	ausstopfen

einbiegen	einfassen	einweichen
einbinden	eingraben	eintunken
einfangen	einrahmen	einwechseln
eingießen	einräumen	einwickeln
einholen	einschrauben	einzahlen
einkochen	einschreiben	einwichsen
einpacken	einschenken	einkaufen
einpflanzen	einstürzen	einfallen

5.4. Zur Übung des Klanges mit weichem Stimmeinsatz

Die Lücken sollen ergänzt werden. Anschließend ist der ganze Satz zu wiederholen.

Ein Aal, ein Aal, ein . . . Aal!
Ein Affe, ein Affe, ein . . . Affe!
Ein Adler, ein Adler, ein . . . Adler!
Ein Ochse, ein Ochse, ein . . . Ochse!
Ein Esel, ein Esel, ein . . . Esel!
Eine Ente, eine Ente, eine . . . Ente!
Ein Igel, ein Igel, ein . . . Igel!
Ein Auto, ein Auto, ein . . . Auto!
Ein Urlaub, ein Urlaub, ein . . . Urlaub!
Ein Ausflug, ein Ausflug, ein . . . Ausflug!
Eine Eiche, eine Eiche, eine . . . Eiche!
Eine Insel, eine Insel, eine . . . Insel!
Ein Elefant, ein Elefant, ein . . . Elefant!
Ein Eilzug, ein Eilzug, ein . . . Eilzug!
Ein Ofen, ein Ofen, ein . . . Ofen!
Eine Oma, eine Oma, eine . . . Oma!
Ein Opa, ein Opa, ein . . . Opa!
Ein Enkel, ein Enkel, ein . . . Enkel!
Ein Onkel, ein Onkel, ein . . . Onkel!
Ein Ober, ein Ober, ein . . . Ober!
Ein Auge, ein Auge, ein . . . Auge!
Eine Uhr, eine Uhr, eine . . . Uhr!
Ein Eimer, ein Eimer, ein . . . Eimer!
Ein Einfall, ein Einfall, ein . . . Einfall!
Ein Aufsatz, ein Aufsatz, ein . . . Aufsatz!
Ein Indianer, ein Indianer, ein . . . Indianer!
Eine Aufgabe, eine Aufgabe, eine . . . Aufgabe!
Ein Unfug, ein Unfug, ein . . . Unfug!
Ein Unsinn, ein Unsinn, ein . . . Unsinn!

Für jüngere Kinder:
Gefragt wird z.B.:"Wie heißt ein kleiner Ball?" Es wird mit der Endsilbe

"-chen" geantwortet. Anschließend soll der ganze Satz wiederholt werden.

Ein kleiner Ball heißt . . .
Eine kleine Blume heißt . . .
Ein kleines Bett heißt . . .
Eine kleine Bank heißt . . .
Eine kleine Decke heißt . . .
Ein kleiner Eimer heißt . . .
Eine kleine Flasche heißt . . .

Dasselbe mit: Glas, Hemd, Hase, Hahn, Ente, Hut, Hose, Jacke, Heft, Korb, Kleid, Lappen, Rock, Rad, Rübe, Nest, Schaufel, Schwein, Pferd, Stein, Stuhl, Schrank, Topf, Brot.

Für diese Übungen können ebenfalls eingesetzt werden: Bergedorfer Bilderbögen sowie Bilderlexika für Kinder.
   Wir legen dem Kind Bilder vor. Die Nennung des gezeigten Gegenstandes muß jeweils mit "Ein" beginnen. Zum Beispiel: "Ein Ball." ———"Ein Auto." usw.
   In der Erweiterung soll ein Adjektiv oder ein Partizip dazwischengesetzt werden: "Ein kleiner Ball." ——— "Ein schnelles Auto." "Ein rollender Ball." "Ein sausendes Auto."
   Dabei spricht der Therapeut zunächst mit dem Kind mit und führt dadurch den weichen Stimmeinsatz.
   Die angefangenen Sätze sollen ergänzt werden: Ein Tisch ohne (Beine ist nichts wert). Die Sätze enden stets auf "ist nichts wert". Wenn jeweils ein Satz ergänzt wurde, soll er anschließend vollständig wiederholt werden.

Ein Wagen ohne . . .
Ein Schuh ohne . . .
Desgleichen mit: Fenster, Haus, Roller, Pinsel, Eimer, Sandkasten, Planschbecken, Bleistift, Füller, Vogelhäuschen, Tanne, Geburtstag, Zuckertüte, Brille, Uhr, Fahrrad, Feuerwehr, Lampe, Taschenlampe, Auto, Schule, Kindergarten.

☆ ☆ ☆

Die folgenden Übungen erfordern gehäuft den weichen Stimmeinsatz. Wenn er nicht sofort gelingt, soll mit leiser, etwas gehauchter Stimme gesprochen werden. Außerdem ist der erste Vokal ein wenig zu dehnen.

Eva am Fenster	Ein Ei im Eierbecher
Elfriede am Zaun	Ein Anker am Schiff
Elsbeth am Auto	Eine Axt am Stiel
Edelgard am Haus	Ein Apfel am Ast
Edith am Ausguß	Eine Eichel im Korb
Erika am Telefon	Eine Aster in der Vase
Elvira am Wagen	Eine Azalee am Fenster

Elli am Bahnhof
Elke am Fernseher
Evelin am Schrank
Elisabeth am Tisch
Else am Waschbecken

Erwin am Radio
Ernst am Handwagen
Ewald am Strauch
Eduard am Baum
Eberhard am Traktor
Edmund am Gerüst
Eckart am Herd
Erhard am Ofen
Egon im Liegestuhl
Edgar im Flugzeug
Erich im Garten
Emil im Sandkasten

Eine Aprikose als Nachtisch
Eine Apfelsine als Geschenk
Einige Äpfel in der Schale
Eine Eiche am Wald
Ein Auto an der Straße

Ein Hase am Busch
Ein Affe im Käfig
Ein Löwe im Tierpark
Ein Elefant im Zirkus
Ein Eichhörnchen am Baum
Eine Amsel auf dem Ast
Eine Taube auf dem Dach
Eine Maus in der Falle
Ein Hecht an der Angel
Ein Ameisenhaufen im Wald
Eine Eule im Baum
Ein Hündchen an der Leine

☆ ☆ ☆

Diese Sätze sollen ergänzt und dann vollständig wiederholt werden. Zu ergänzen ist jeweils ein Wort mit einem Vokal im Anlaut.

Angelika steht am . . .
Alfred stand am . . .
Am Ufer angelt . . .
Achim ißt gern . . .
Anneliese hatte . . .
Annemarie aß . . .
An der Tür stand . . .
Eifrig arbeitet . . .
Anja erntet . . .
Auf dem Sessel sitzt . . .
Arnold angelt abends . . .
Axel ist immer . . .
August kauft sich . . .
Alle Abende aß Anne einen . . .
Astrid und Andreas essen . . .
Abends kam Achim in Aachen . . .

☆ ☆ ☆

Diese Sätze können bei verbesserter Sprechleistung auch als Anlaß für ein kurzes Gespräch über ihre Bedeutung benutzt werden.

Alles hat ein Ende.
Alles zu seiner Zeit.
Arbeit schändet nicht.
Allzuviel ist ungesund.

Aus nichts wird nichts.
Art läßt nicht von Art.
Aller Anfang ist schwer.
Appetit kommt beim Essen.
Aus Knospen werden Rosen.
Allen Alten gebühret Ehre.
Aus dem Auge, aus dem Sinn.
Auf Regen folgt Sonnenschein.
Aus Lehrlingen werden Meister.
Arbeiten und nicht verzweifeln.

Alle für einen, einer für alle!
Alter schützt vor Torheit nicht.
Eines schickt sich nicht für alle.
Auch das längste Lied hat ein Ende.
Eine kleine Tasche ist bald gefüllt.
Ein Storch heißt den anderen Langbein.
Eintracht und Liebe vermehret sein Gut.
Ein faules Ei verdirbt den ganzen Brei.
Eine Schwalbe macht noch keinen Sommer.
Einen Mohren kann man nicht weiß waschen.
Anfangen ist leicht, beharren ist Kunst.
Allzu straff gespannt zerspringt der Bogen.
Einen Fund verhehlen ist so gut wie stehlen.
Auf einen groben Klotz gehört ein grober Keil.

6. Die Führung der Stimme zur Betonung durch Hervorheben der klangtragenden Vokale

Ziel: Die Stimmproduktion für einen störungsfreien Sprechablauf durch die Betonung sichern.

6.1. Allgemeines

Ein Hauptziel der sprechtechnischen Übungsbehandlung ist die Fähigkeit, die Stimme in jeder Situation vom Sprechwillen her durch den Satz und damit durch die Rede führen zu können. Wir können die Stimmführung dann am leichtesten dem Willen unterordnen, wenn schwungvoll betont wird. Die Betonung liegt auf den Vokalen; der Vokal ist der Träger der Stimme. Daher ist es erforderlich, in einer zunächst übertriebenen Übungsform die Vokale aus dem Lautganzen besonders herauszuheben und etwas zu dehnen. Man setzt den Vokal der Betonungssilbe weich ein und läßt ihn leicht anschwellen. Das "Zugehen" auf die Vokale muß fest eingeschliffen werden. Hierbei ist jedoch zu beachten, daß die normgerechte Melodie des Wortes annähernd erhalten bleiben muß; nur das Tempo wird kaum merklich verlangsamt.

Besonders wichtig für die Therapie ist die Tatsache, daß das betonte Sprechen die Stimmgebung fördert. Die Betonungskurve wirkt wie ein Transportband, das die Stimme "aus dem Kehlkopf zieht" und ein gleichmäßiges Fließen sichert. Mit der Einstellung auf ein betontes Sprechen koppelt sich automatisch der Wille zur Stimmproduktion, denn es kann nur ein voller Stimmfluß zur Betonung geführt werden. Zudem kann bei betontem Sprechen nicht schnell und hastig gesprochen werden, das Sprechtempo regelt sich von selbst, und es wird ein geordneter Sprechablauf gesichert.

Das Ziehen der Stimme durch den Satz und in der Erweiterung das Führen der Stimme zur Betonung kann der Stotternde nur lernen, wenn er sein Gehör einschaltet. Die Übung des betont rhythmischen Sprechens ist also zugleich ein Hörtraining. Das Hörenkönnen des eigenen Stimmklanges und der Sprechmelodie gehört deshalb in das Übungsprogramm, weil dadurch die Stimmgebung stärker kontrolliert wird.

Die Übungen des rhythmisch-betonten Sprechens bereiten den Übergang zur gebundenen Sprechweise im Spontansprechen vor. Je betonter und schwungvoller gesprochen wird, desto mehr Stimme muß in den Sprechprozeß hineingenommen werden und desto fließender wird der Sprechablauf. Je betonter gesprochen wird, desto geringer ist die Möglichkeit zum Stottern gegeben.

Im folgenden werden Betonungsübungen in Form von Einzelsätzen dargestellt. Die nächste, erweiterte Übung der Betonung ergibt sich beim Lesen und Vortragen von Reimen und Gedichten. Daher wird dieser Übung ein ganzer Arbeitsabschnitt eingeräumt. Aber auch in den dazwischenliegenden Arbeitsabschnitten ist stets auf eine schwungvolle Betonung zu achten.

6.2. Vorübung zur Betonung: Die Übung des Handschwungs in Form einer liegenden Acht

Ziele: Das klingende Sprechen auch "schwingend machen" bzw. das "Schwingen" der Vokale mit dem Handschwung unterstützen.

Beim schwerer Stotternden ist es unbedingt erforderlich, den Sprechablauf mit einem Handschwung in Form einer liegenden Acht zu unterstützen. Der begleitende Handschwung fördert ein schwungvolles Sprechen, und das schwungvolle Sprechen ist das stark betonte Sprechen. Eine begleitende Geste zum Sprechen bringt dem Stotterer immer ein störungsfreieres Sprechen. Deshalb sollte er von der Geste recht häufigen Gebrauch machen. Aber er muß sie üben, sie ist ihm vorerst nicht eigen. Wir ordnen hier erst die Übungen ein, obwohl der Handschwung schon früher eingesetzt werden sollte.

Wir fangen mit dem einfachen Handschwung nach unten an: Mit Beginn der jeweiligen Übungsreihe wird die rechte Hand (bei Linkshändern die linke) nach unten geschlagen. Damit wird der Sprechbeginn bzw. der Stimmeinsatz wesentlich erleichtert.

Ist diese einfache Koppelung von Handschwung und Sprechbeginn gesichert, so schreiben wir aus der Mitte heraus eine große liegende Acht in die Luft. Die Schleifen ergeben sich aus der natürlichen Betonung.

Ist diese Übung gesichert, so darf der Ellenbogen aufgestützt werden, und es wird nur noch eine kleinere Acht geschrieben. Nach längerer Übung erfüllt schließlich eine Bewegung des Fingers den gleichen Zweck. Endlich soll der Schwung so eingeschliffen sein, daß die Vorstellung des Achterschwunges genügt, mit kleiner Fingerbewegung ein schwungvolleres Sprechen zu erzielen.

6.3. Zur Übung der Betonung mit weichem Stimmeinsatz

- Der anlautende Vokal wird etwas langgezogen.
- Das jeweils unterstrichene Wort wird betont.
- Als "Denksprechen": Zum vollen Satz ergänzen.

A — — m Tisch   Ein schönes Bild
a — — m Ufer   ein schönes Bild
a — — m Abend   ein bunter Vogel
a — — m Ärmel   ein bunter Vogel
a — — m Himmel   ein süßer Wein
a — — m Morgen   ein süßer Wein

a ——m S<u>o</u>nntag	ein <u>reicher</u> Gewinn
a ——m N<u>a</u>chmittag	ein reicher <u>Gewinn</u>
a ——m <u>A</u>pfelbaum	ein <u>kostbarer</u> Ring
a ——m Sch<u>u</u>lbeginn	ein kostbarer <u>Ring</u>
a ——m S<u>i</u>lvesterabend	ein <u>schmuckes</u> Mädel
a ——m N<u>eu</u>jahrsmorgen	ein schmuckes <u>Mädel</u>
I ——m G<u>a</u>rten	Das <u>hohe</u> Haus
i ——m Fr<u>ü</u>hling	das hohe <u>Haus</u>
i ——m S<u>o</u>mmer	das <u>alte</u> Schloß
i ——m H<u>e</u>rbst	das alte <u>Schloß</u>
i ——m W<u>i</u>nter	das <u>kaputte</u> Auto
i ——m W<u>a</u>rteraum	das kaputte <u>Auto</u>
i ——m F<u>e</u>rienlager	mein <u>gutes</u> Recht
i ——m Kl<u>a</u>ssenzimmer	mein gutes <u>Recht</u>
u ——m M<u>i</u>tternacht	der <u>schöne</u> Gesang
ei — n T<u>ra</u>ktor	der schöne <u>Gesang</u>
ei — n M<u>ä</u>dchen	die <u>heilende</u> Arznei
ei — n Kn<u>a</u>be	die heilende <u>Arznei</u>

☆ ☆ ☆

Vorwiegend für jüngere Kinder.

Die unterstrichenen Laute und Silben müssen besonders betont, also hervorgehoben werden. Intelligenteren Kindern kann auch die Möglichkeit gegeben werden, selber Reime zu finden. Der Therapeut kann dabei helfen und z.B. "Ma—na—la" und "da" vorgeben.

Ma—na—<u>la</u>, wo ist Pap<u>a</u>?
Ma—na—<u>la</u>, wer ist d<u>a</u>?
Ma—na—<u>la</u>, wir sind schon d<u>a</u>!
Ma—na—<u>la</u>, wir rufen, hurr<u>a</u>!
Mo—no—<u>lo</u>, klein aber hoh<u>o</u>!
Mo—no—<u>lo</u>, ich bin ja heut so fr<u>oh</u>!
Mo—no—<u>lo</u>, jetzt rufe ich hall<u>o</u>!
Mo—no—<u>lo</u>, überall und nirgendw<u>o</u>!
Mo—no—<u>lo</u>, das ist nun einmal s<u>o</u>!
Mo—no—<u>lo</u>, sie fiel auf den Pop<u>o</u>.
Mu—nu—<u>lu</u>, laß' mich in R<u>uh</u>!
Mu—nu—<u>lu</u>, mich drückt der Sch<u>uh</u>!

Mu—nu—<u>lu</u>, im Stall steht eine K<u>uh</u>.
Mu—nu—<u>lu</u>, die Kühe rufen m<u>uh</u>.
Me—ne—<u>le</u>, nun gibt es Eis und Schn<u>ee</u>.
Me—ne—<u>le</u>, wir trinken heißen T<u>ee</u>.
Me—ne—<u>le</u>, wir baden bald im S<u>ee</u>.

Me—ne—le, die Kuh frißt grünen Klee.
Mi—ni—li, lügen darfst du nie!
Mi—ni—li, wir fahren morgen Schi.
Mi—ni—li, ich hab ein schlimmes Knie.
Mä—nä—lä, das Schaf macht bäh.
Mö—nö—lö, der Affe sucht die Flöh'.

☆ ☆ ☆

Es ist jeweils das unterstrichene Wort zu betonen.

Ich rolle den Ball.
Ich rolle den Ball
Ich rolle den Ball.
Olga steht am Ofen.
Olga steht am Ofen.
Olga steht am Ofen.
Susi sonnte sich am See.
Susi sonnte sich am See.
Susi sonnte sich am See.
Wir gehen morgen baden.
Wir gehen morgen baden.
Wir gehen morgen baden.
Gehe du jetzt nach Hause.
Gehe du jetzt nach Hause.
Gehe du jetzt nach Hause.
Du mußt besser schreiben.
Du mußt besser schreiben.
Du mußt besser schreiben.
Hans hat die kurze Hose an.
Hans hat die kurze Hose an.
Hans hat die kurze Hose an.
Der Hund hat Fritz gebissen.
Der Hund hat Fritz gebissen.
Der Hund hat Fritz gebissen.
Der Fahrer verunglückte schwer.
Der Fahrer verunglückte schwer.
Der Fahrer verunglückte schwer.
Die schönen Rosen duften so stark.
Die schönen Rosen duften so stark.
Die schönen Rosen duften so stark.
Unser Großvater feiert Geburtstag.
Unser Großvater feiert Geburtstag.
Unser Großvater feiert Geburtstag.
Mein älterer Bruder wurde Sieger.
Mein älterer Bruder wurde Sieger.
Mein älterer Bruder wurde Sieger.

Morgen will die Tante verreisen.
Morgen will die Tante verreisen.
Morgen will die Tante verreisen.
Der Eil—Zug aus Berlin hat Verspätung.
Der Eil—Zug aus Berlin hat Verspätung.
Der Eil—Zug aus Berlin hat Verspätung.
Fred hat den Elfmeter verschossen.
Fred hat den Elfmeter verschossen.
Fred hat den Elfmeter verschossen.
Der beste Rennfahrer stürzte am Ziel.
Der beste Rennfahrer stürzte am Ziel.
Der beste Rennfahrer stürzte am Ziel.
Der Reisebus verunglückte in der Kurve.
Der Reisebus verunglückte in der Kurve.
Der Reisebus verunglückte in der Kurve.
Das beharrliche Training brachte den Sieg.
Das beharrliche Training brachte den Sieg.
Das beharrliche Training brachte den Sieg.

6.4. Zur Übung des betonten und schwungvollen Sprechens

- Das erste unterstrichene Wort wird betont.
- Das zweite unterstrichene Wort wird betont.
- Beide unterstrichene Wörter werden betont.
- Mit Handschwung üben.
- Die Wörter sollen in einen Satz eingebaut werden.

groß und klein
dick und dünn
lang und kurz
hoch und niedrig
breit und schmal
rund und eckig
hübsch und häßlich
viel und wenig
hell und dunkel
weich und hart
leicht und schwer
jung und alt
weiß und schwarz
arm und reich
klug und dumm
gut und böse
faul und fleißig
hungrig und satt

singende Vögel
knurrende Hunde
grunzende Schweine
heulende Meute
spielende Kinder
murmelnde Quellen
rauschende Wogen
rasselnde Ketten
schnurrende Rädchen
donnernde Lawinen
prasselnde Flammen
klappernde Maschinen
klatschende Tropfen
säuselnde Winde
brausende Stürme
knisterndes Papier
knatternde Motoren
zischende Raketen

schn**e**ll und l**a**ngsam	bl**i**nkende Sign**a**le
w**a**rm und k**a**lt	l**eu**chtende St**e**rne
süß und s**au**er	l**a**chende S**o**nne
st**a**rk und schw**a**ch	z**u**ckende Bl**i**tze
n**a**ß und tr**o**cken	w**a**llender N**e**bel
f**e**tt und m**a**ger	sch**i**mmernde F**e**rne

☆ ☆ ☆

- Erste Reihe wie Seite zuvor üben.
- Diese Redewendungen in einen Satz einbauen.
- Zweite Reihe: Das zweite Wort betonen, das letzte Wort betonen.
- Betonung mit dem Handschwung unterstützen.

Feld und Flur	Der Mond schien hell.
Gold und Silber	Der Hund ist treu.
Himmel und Hölle	Der Mai ist schön.
Hopfen und Malz	Die Brühe ist braun.
Hab und Gut	Der Kuchen schmeckt gut.
Kopf und Kragen	Die Rose duftet lieblich.
Licht und Luft	Die Wespe kann stechen.
Land und Leute	Der Storch fängt Frösche.
Nacht und Nebel	Die Kühe haben gefressen.
Küche und Keller	Der Freund hat geholfen.
Wald und Wiese	Der Kranke hat Schmerzen.
Gift und Galle	Das Auto fährt schnell.
Handel und Wandel	Dein Kleid ist hübsch.
Roß und Reiter	Der Hut ist modern.
Feuer und Flamme	Der Ball flog vorbei.
Rast und Ruh	Die Fahrt war kurz.
Freund und Feind	Der Schaden war groß.
Mittel und Wege	Die Ferienzeit ist schön.
Hülle und Fülle	Meine Mutter macht sauber.
Knall und Fall	Meine Hose ist zerrissen.
Sack und Pack	Meine Jacke ist schmutzig.
Rand und Band	Am Ärmel ist ein Fleck.
Samt und Seide	Wir gehen zu zweien.
Leib und Leben	Sein Glück ist groß.

☆ ☆ ☆

- Die günstigste Betonung soll selbständig gefunden werden.
- Der Jugendliche ergänzt zum vollen Satz.
- Der schwerer Stotternde übt mit Handschwung.

Ich ordne alles	Mit Rat und Tat
ein hoher Hut	mit Kind und Kegel
eine alte Orgel	mit Lust und Liebe
am anderen Ufer	mit Strunk und Stiel

ein hohes Alter
an unserem Hause
am anderen Ende
am anderen Tage
am kalten Wintertag
ein alter Apfelbaum
ein echter Edelstein
im ersten Jahre

ach, ich armer Kerl
abends um acht Uhr
in einem alten Buche
in einer dunklen Ecke
in einer kalten Nacht
an einem Herbstabend
an einem dunklen Abend
ein armer alter Mann
auf einer hohen Tanne
auf einem dicken Aste
unter einem alten Baume
eine uralte dicke Eiche

mit Zittern und Zagen
mit Haut und Haar
mit Ach und Krach
mit Hangen und Bangen
mit Schimpf und Schande
durch dick und dünn
bei Tag und Nacht
ohne Sang und Klang

in Wind und Wetter
in Freud und Leid
in Sturm und Regen
in Hülle und Fülle
im Sommer und Winter
auf Biegen und Brechen
auf Schritt und Tritt
auf Leben und Tod
über Stock und Stein
unter Dach und Fach
hinter Schloß und Riegel
außer Rand und Band

6.5. Zur Übung eines überbetonten Sprechens

Mit diesem überbetonten und ausdrucksvollen Sprechen ist ein Steckenbleiben kaum möglich. Die Betonung bringt Schwung, und der Schwung hilft über eine einsetzende Hemmung hinweg.

Es bl<u>i</u>tzt!
Es d<u>o</u>nnert!
Es r<u>e</u>gnet!
Es h<u>a</u>gelt!
Es kl<u>i</u>ngelt!
Es kl<u>o</u>pft!
Mach <u>au</u>f!
Mach schn<u>e</u>ll!

Komm her<u>ei</u>n!
Nimm Pl<u>a</u>tz!
Bleibe h<u>ie</u>r!
Sei vergn<u>ü</u>gt!
Schenke <u>ei</u>n!
Auf dein W<u>o</u>hl!
Trinke <u>au</u>s!
Guten Appet<u>i</u>t!

Guten M<u>o</u>rgen!
Schließe <u>au</u>f!
Mache L<u>i</u>cht!
Bleib dr<u>i</u>n!
Seid r<u>u</u>hig!
Sei st<u>i</u>ll!
Schlafe w<u>o</u>hl!
Bleib ges<u>u</u>nd!

Setz dich h<u>i</u>n!
Leg doch <u>a</u>b!
Zieh dich <u>a</u>n!
Du mußt f<u>o</u>rt!
Bleib dort dr<u>ü</u>ben!
Fall nicht r<u>u</u>nter!
Laß mich l<u>o</u>s!
Hör endlich <u>au</u>f!

Träume nicht!
Weine nicht!
Freue dich!
Schäme dich!
Gehen wir!
Setz dich!
Rat einmal!
Platz gemacht!

Es ist spät!
Laß das sein!
Seid vernünftig!
Wer ist da?
Komm zurück!
Geh doch fort!
Halte dich fest!
So ein Pech!

Ich bin krank!
Ich bin hungrig!
Ich habe Durst!
Wir sind müde!
Ziehe dich an!
Du bleibst hier!
Laß das Weinen!
Hilf mir tragen!

Schau, wie schön!
Ach, so reizend!
So ein Quatsch!
Laßt das Streiten!
Seid nicht so laut!
Gebt euch Mühe!
Es ist noch Zeit!
Kommt bald wieder!

Wer spielt mit mir?
Wo bleibst du denn?
Geh weg von hier!
Das darfst du nicht!
Das will ich nicht!
Ich kann das nicht!
Du bleibst bei mir!
Wir essen gleich!

Besinne dich!
Begleite mich!
Besuche mich!
Beeile dich!
So komme doch!
Ich komme schon!
Hinaus mit dir!
Vergiß mich nicht!

Hilf mir doch!
Höre auf mich!
Warte doch mal!
Glaube mir doch!
Schreibe uns mal!
Weine doch nicht!
Fürchte dich nicht!
Schrei nicht so laut!

Laß mich in Ruh'!
Ich bin so müde!
Wir wollen gehen!
Es war zu schön!
Wir sind zufrieden!
Das ist eine Frechheit!
Sei mir nicht böse!
Du sollst doch üben!

7. Training der Stimmführung im gebundenen Sprechen

Ziele: Die Stimme durch den Satz führen können und diese Stimmführung fest einschleifen.

7.1. Allgemeines

Die folgenden Übungssätze dürfen nicht etwa nur heruntergelesen werden, sondern es soll Prinzip dieser Übungen sein, die Stimme recht klangvoll, ganz mühelos und ohne Abriß durch den Satz zu führen. Die Wörter werden so ausgesprochen, daß die Stimme ("gezogene Stimme") von einem Vokal zum anderen gleitet, wobei die Vokale etwas gedehnt werden.

Das geforderte gebundene Sprechen ist eigentlich eine gebundene Stimmführung, d.h. der Stimmstrom darf innerhalb des Satzes nicht abreißen. Die Stimme kann müheloser durch den Satz bzw. von Atmung zu Atmung gezogen werden, wenn sie zu "Klanggipfeln" gehoben, wenn also die Betonung dazugegeben wird. Der rhythmische Schwung läßt den Stimmfluß nicht abreißen (vgl. das vorhergehende Kapitel). Innerhalb der gesamten Therapie ist es ein wichtiges Arbeitsziel, die gebundene Stimmführung zu trainieren und zu automatisieren.

7.2. Satzsprechen ohne Lesetext für jüngere Kinder

Wir legen Bilder vor (Bergedorfer Bilderbögen, Bilderlexika), die in folgenden Abwandlungen benannt werden können.

- "Ein Auto." — "Ein Ball." —— (Der Beginn mit "ein" übt den weichen Stimmeinsatz.)
- "Das Auto." — "Der Ball." —— Wir fragen nach dem Artikel: "Heißt es der oder das Ball?"
- Wir lassen den einfachst zu formulierenden Satz bilden:
 "Das ist ein Auto." — "Das ist ein Ball."
- Wir lassen die Mehrzahl bilden:
 "Das sind Autos." — "Das sind Bälle."
- Wir erweitern durch eine Eigenschaft:
 "Ein neues Auto." — "Ein kleiner Ball."
 Oder: "Das neue Auto." — "Der kleine Ball."
- Wir erweitern mit einer Ortsbestimmung:
 "Das Auto steht in der Garage."
 "Der Ball liegt unter dem Tisch."

- Wir fragen, was der Gegenstand tut, was getan wird (wir benennen die Tätigkeit):
  "Das Auto saust." — "Der Ball fliegt."
- Wir fragen, wie der Gegenstand aussieht (wir benennen die Eigenschaft):
  "Das Auto ist groß." — "Der Ball ist rund."
- Wir fragen nach dem Zweck, wozu man den Gegenstand braucht:
  "Mit dem Auto fahren wir."
  "Mit dem Ball spiele ich."
- Wir fragen nach dem Material, woraus der Gegenstand ist:
  "Das Auto ist aus Metall."
  "Der Ball ist aus Gummi."
- Wir fragen nach dem Besitz:
  "Mein Vati hat ein Auto."
  "Ich habe zwei Bälle."

7.3. Rätsel in Reimen für jüngere Kinder

Erst soll die Lösung gefunden, dann der ganze Reim einschließlich der Lösung gesagt werden.

Weich und rund, glatt und bunt.
Es springt hin, es springt her.
Dieses Rätsel ist nicht schwer!

Erst weiß wie Schnee,
dann grün wie Klee,
dann rot wie Blut,
schmeckt allen Kindern gut!

Im Lenz erfreu ich dich,
im Sommer kühl ich dich,
im Herbst ernähr ich dich,
im Winter wärm ich dich.

Rate Kind: Wer bin ich wohl?
Vorne bin ich breit und hohl,
hinten bin ich lang und schmal,
füttere dich beim Mittagsmahl.

Zur Höhe fliegt's bei gutem Wind,
an einem Faden hält's das Kind.
Gefertigt ist es von Papier.
Schnell, liebes Kind, schnell sag es mir.

Über unsern Gartenzaun
große gelbe Blumen schaun,
wie die Sonne leuchtend hell.
Sag, wie heißt die Blume, schnell?

Im Winter fort, im Sommer hier;
mein Kind erzieht ein andrer mir;
an meinem Ruf erkennt ihr mich;
nun sag mir schnell: wie nennt man mich?

Du siehst es stets bei Sonnenschein.
Zu Mittag ist es kurz und klein,
es wächst bei Sonnenuntergang
und wird gar wie ein Baum so lang.

Ich weiß ein kleines weißes Haus,
hat nichts von Fenstern und Toren.
Und will der kleine Wirt heraus,
so muß er erst die Wand durchbohren.

Will man vieles von mir haben,
muß man mich zuerst begraben.

Lösungen: Ball, Kirsche, Baum, Löffel, Drachen, Sonnenblume, Kuckuck, Schatten, Ei, Samen.

☆ ☆ ☆

Erst soll die Lösung, dann der ganze Reim einschließlich der Lösung gesagt werden.

Sag mir schnell den Vogel an,
der seinen eignen Namen rufen kann.

Ein dicker Käfer schwirrt und brummt,
ein jedes Jahr im Mai er kummt.

Was fliegt so bunt im Sonnenschein
und kehrt als Gast bei Blumen ein?

Wer kennt das kluge Tier genau,
das Pfötchen gibt und spricht: Wau, wau?

Wer kennt ein Tier, das gerne nascht
und wild nach Mutters Garnknäuel hascht?

Wer nennt mir einen stolzen Mann,
der seinen Hennen geht voran?

Was für ein Tier frißt Heu und Klee
und gibt uns etwas, so weiß wie Schnee?

Wer sitzt geduldig vor dem Loch
und fängt das kleine Tierchen doch?

Es schwimmt ein goldner Fisch im Teich,
wie ist denn nur sein Name gleich?

Es sitzt im Ei, kommt raus und piept.
Ein jedes Kind das Tierchen liebt.

Er ist ein kleiner schwarzer Zwerg
und hebt ganz leicht doch einen Berg?

Kennt ihr die kleinen Blümelein,
die stets den Frühling läuten ein?

Was ist denn rot, hat einen Kern,
und alle Kinder essen's gern?

Er hat ein rotes Mützchen auf,　　　　　(ein Pilz)
und weiße Punkte sind darauf.

Er hat ein rotes Kleidchen an,　　　　　(ein Käfer)
und viele schwarze Punkte dran.

In kleinen Trauben hängt's am Strauch,
ist rot wie Blut, und gut schmeckt's auch.

Wer grünt im Sommer und auch im Winter,
worüber freun sich zur Weihnacht die Kinder?

Märchenrätsel

- Die entsprechenden Märchen werden von den mitarbeitenden Bezugspersonen als "Hausarbeit" dem Kind erzählt.
- In der folgenden Therapiestunde wird je ein Rätsel dem Kind vorgetragen und von ihm gelöst.
- Das Kind erzählt das Märchen.
- Das Kind lernt die Reime eines Rätsels zusammen mit dem Therapeuten.

Ein Königskind war zart und fein,
die Mutter wollte schöner sein.
Das Kind zu töten war ihr Sinn,
deshalb ging sie als Händlerin
und bot ihm Kamm und Apfel an.
Wie heißt das Märchen? Sag es an!

In welchem Märchen, sehr bekannt,
hat alle Spindeln man verbrannt?
Nur eine nicht, die keiner fand, —
sie stach das Kind in seine Hand;
es schlief dann hinter einer Hecken,
bis es ein Königssohn kam wecken.

Es ließ einmal ein Mütterlein
zu Haus all ihre Kinderlein.
Als sie zurückkam, fand sie nur
ein Kind versteckt noch in der Uhr.
Du weißt das Märchen, kennst es doch?
Der Wolf ersäuft im Wasserloch!

Wer kaufte Pflaumenmus vier Lot
und schlug dann sieben Fliegen tot?
Wer quetschte Wasser aus dem Stein,
schoß in die Luft ein Vögelein?
Wer hat zwei Riesen umgebracht
und wurd' zum König dann gemacht?

Wer ging nach sieben Jahren heim
zu seinem lieben Mütterlein?
Ein großer Klumpen war sein Lohn,
den tauscht nach kurzem Weg er schon.
Er tauschte weiter, bis am End'
er gar nichts mehr sein eigen nennt!

Ein Bär besuchte einst im Winter
in ihrem Haus zwei schöne Kinder.
Im Frühjahr, als es nicht mehr kalt,
verschwand er wieder in den Wald.
Dann war er wieder Königssohn.
Warum, weshalb, na, sag es schon!

Wer wollte einst mit Wein und Kuchen
die Großmutter im Wald besuchen?

7.4. Übungen für ältere Kinder und Jugendliche

Wir legen ein Bilderlexikon vor und lassen erst als Übung des gebundenen Sprechens den zur Abbildung gehörigen Text ein- oder zweimal lesen (je nach Sprechleistung bzw. nach Grad des gebundenen und betonten Sprechens). Anschließend wird das Gelesene sinngemäß nacherzählt.

7.5. Sprichwörter, Reime und Lautüberfüllungen

Sprichwörter (Auswahl)

Sprichwörter erfordern eine gute Betonung; sie eignen sich deshalb auch, in Übungen des gebundenen Sprechens hineingenommen zu werden. Bei verbesserter Sprechleistung sollen Jugendliche die Sprichwörter noch erläutern und gegebenenfalls auf ihre Therapie beziehen.

Zu beachten ist noch: Trotz der Heraushebung der betonten Silben kann der erste Vokal im Sprechsatz dennoch etwas gedehnt werden.

Fragen macht klug.
Unverhofft kommt oft.
Irren ist menschlich.
Borgen bringt Sorgen.
Unkraut vergeht nicht.
Gelegenheit macht Diebe.
Geduld überwindet alles.
Lachen ist gesund.
Wohltun trägt Zinsen.
Das Wort wird zur Tat.
Guter Rat ist teuer.
Gute Ware hält sich.
Macht geht vor Recht.
Im Wein liegt Wahrheit.
Der Klügste gibt nach.
Neue Besen kehren gut.
Übung macht den Meister.
Schnell eilt die Zeit.
Träume sind Schäume.
Es fällt kein Meister vom Himmel.
Jeder ist seines Glückes Schmied.
Gut Ding will Weile haben.
Frisch gewagt ist halb gewonnen.
Geduld ist die Kunst zu hoffen.
Gute Lehrlinge werden gute Meister.
Rom ist nicht an einem Tage erbaut worden.
Dem Mutigen gehört die Welt.

Zum Rat weile, zur Tat eile.
Erst die Arbeit, dann das Spiel.
Wo ein Wille ist, ist auch ein Weg.
Furcht ist schlimmer als jedes Übel.
Wer nicht hören will, muß fühlen.
Früh lernt, was ein Meister werden will.
Nur ausdauernde Arbeit darf auf Erfolg hoffen.
Bergauf ist eine Last, doch oben süße Rast.
Schaffen und Streben allein nur ist Leben.
Tätig leben ist mein Rat, flüchtig ist die Zeit.
Das kleine Wörtlein "muß" ist eine harte Nuß.
Im Lernen bleibe Lehrling, im Schaffen Meister.
Sei nur in allem Handeln ohne Wandel, stehe fest.
Lust und Liebe sind die Fittiche zu großen Taten.

Man kann viel, wenn man sich nur recht viel zutraut.

Durch oftmals wiederholte Streiche fällt zuletzt die stärkste Eiche.

Verschiebe nicht auf morgen, was du heute kannst besorgen.

Wer kosten will die süße Nuß, die harte Schal' erst knacken muß.

Fleiß üb' stets in allen Dingen, so wird dir dein Werk gelingen.

Hoffe wenig und wirke viel, das ist der kürzeste Weg zum Ziel.

Träume sind nicht Taten, ohne Arbeit wird dir nichts geraten.

Wirke! Nur in seinen Werken kann der Mensch sich selbst bemerken.

Morgen, morgen, nur nicht heute, sprechen alle faulen Leute.

Nur der Starke wird das Schicksal zwingen, wenn der Schwächling untersinkt.

Lebe so, daß du jeden Abend sagen kannst, dieser Tag ist gewonnen.

Was der Mensch nicht durch Taten beweist, das ist er nicht.

Welche Erziehung sich bewährt? Die den Menschen sich selbst erziehen lehrt.

Leichter trägt, was er auch trägt, wer Geduld zur Bürde legt.

Des Lebens Sonnenschein ist Singen und Fröhlichsein.

Zur Freude und nicht zum Trübsal sind wir geboren.

Reime (Rätselfragen und Lösung)

Reime erfordern ebenfalls eine gute Betonung und sind deshalb zum gebundenen und betonten Sprechen geeignet.

Welch Gold entstammt dem Erdschacht nicht?
    Ich hörte von goldenem Sonnenlicht.

Wer borgt sein Silber von fremdem Gold?
    Der Mond, der ob unseren Häuptern rollt.

Wo ist auf dem Fluß die breiteste Brücke?
    Das Eis ist gebaut aus einem Stücke.

Wer trauert in seinem buntesten Kleid?
    Das ist der Baum zu des Herbstes Zeit.

Wer sah nie von innen sein eigenes Haus?
    Die Schnecke, und kommt doch niemals heraus.

Wo hat man den Kleinsten zum König gemacht?
   Der Zaunkönig wird ausgelacht.

Was ist stärker als der Erdengrund?
   Das Eisen, denn es macht ihn wund.

Was ist stärker als Eisen und Stahl?
   Das Feuer schmilzt sie allzumal.

Was ist stärker als Feuerglut?
   Die feuerlöschende Wasserflut.

Was ist stärker als die Flut im Meer?
   Der Wind, der sie treibt hin und her.

Und was ist stärker als Wind und Luft?
   Der Donner; sie zittern, wenn er ruft.

Warum fließt das Wasser den Berg nicht hinauf?
   Weil's bergrunter hat leichteren Lauf.

Warum trägt Kürbisse der Eichbaum nicht?
   Daß sie dir nicht fallen aufs Angesicht.

Wozu hat der Gaul vier Füße empfang'?
   Damit er mit vieren stolpern kann.

Und warum sind die Fische stumm?
   Weil sie sonst würden reden dumm.

Wer löset alle Rätsel auf?
   Wer immer was weiß, das sich reimet drauf.

Und warum schweig' ich jetzo still?
   Weil ich nichts weiter hören will.

Lautüberfüllungen

Der Hase hoch beim Rennen hupft, am Herd die Hausfrau Hennen rupft.

Selten ess' ich Essig. Ess' ich Essig, ess' ich Essig im Salat.

Zwischen zwei Zwetschgenzweigen saßen zwei zwitschernde Schwalben.

Hinter Hansens Hause hackte Hans Holz. Hätte Hannchen, Hansens hübsches Hannchen, Hansen Holz hacken hören, hätte Hannchen Hansen Holz hacken helfen.

Wir Wiener Waschweiber wollen weiße, wollne Wäsche waschen; wenn wir wüßten, wo warmes, weiches Wasser wäre.

Hör du Bub, sag deinem Buben, daß dein Bub meinen Buben keinen Buben mehr heißt; denn mein Bub leidet's nicht mehr von deinem Buben, daß dein Bub meinen Buben einen Buben heißt.

Wellen wiegen sich auf dem Wasserspiegel, wallen zum Wirbel des Wasserfalls, werden zu Wellen des Stromes und wachsen zu Wogen des Meeres.

Wenn mancher Mann wüßte, wer mancher Mann wär', gäb mancher Mann manchem Mann manchmal mehr Ehr'; weil mancher Mann nicht weiß, wer mancher Mann ist, darum mancher Mann manchen Mann manchmal vergißt.

Alldieweil Lieb bei Lieb ist, weiß lieb Lieb nicht, wie Lieb lieb ist. Wenn aber Lieb von Lieb scheidet, weiß Lieb wohl, wie Lieb lieb war.

8. Zur Übung des Denksprechens I

Ziel: Die Verbindung von gleichzeitigem Denken und Sprechen fördern.

8.1. Allgemeines

Die Übungsreihen der bisherigen Arbeitsabschnitte verlangten wenig eigene Denkleistung. Es wurde deshalb fließend gesprochen, weil der Sprechablauf fast automatisch verlief. Je enger wir das Sprechen mit dem Denken zu koppeln haben und nach Begriffen, Ausdrucksformen und Satzkonstruktionen suchen müssen, und je schwieriger der Gedankeninhalt in Satzbildungen zu formen ist, desto mehr Gelegenheit ist zur Sprechstörung gegeben. Die Formulierung des Redeinhaltes in die Gliederung von Sätzen stellt sich oftmals nicht so schnell ein, wie wir sie für das normgerechte Sprechen benötigen.

    Die folgenden Übungen bilden einen abgestuften Übergang vom Nachsprechen und Nacherzählen der vorherigen Übungen bis hin zum freien Sprechen. Es muß ein Teil des Satzes nun als eigene Denkleistung gebracht werden. Da die Eigenleistung lediglich in die vorgefaßte Form einzugliedern ist, wird auch hier die Sprechleistung, unter Beachtung der erleichternden Sprechweise meist gut gelingen. Selbstverständlich muß auch in diesem Arbeitsabschnitt die Form des Sprechens in der bisherigen Übungsweise gewahrt bleiben. Auch im weiteren Fortgang der Übungen soll ja die neue erleichternde und nun fließende Sprechweise automatisiert werden.

8.2. Reimergänzungen für jüngere Kinder

Muh, muh, muh, so ruft im Stall die . . .
Eins, zwei, drei, ich koche dir einen . . .
Fum, fidel, fum, dreh dich im Tanz . . .
Im grünen, grünen Grase sitzt ein kleiner . . .
Bim, bam, beier, die Katze frißt gern . . .
Schnipp, schnapp, Schneider, mach mir neue . . .
Eins, zwei, drei, kommt alle schnell . . .
Tanz, Püppchen tanz, die Schuhe sind noch . . .
Sause, Peter, sause, vom Kaufmann bis nach . . .
Bunte, bunte Blätter, jetzt kommt kaltes . . .
Apfel, Birne, Pflaume hingen hoch am . . .
Schlaf in guter Ruh, decke dich gut . . .

Die Schule ist aus, nun geht's schnell nach . . .
Eben schlug es halb drei, nun ist die Zeit . . .
Braver Nikolaus, bring den Kindern was ins . . .
Lieber Weihnachtsmann, zünde uns die Lichter . . .

Späte Rosen im Garten, der Winter läßt . . .
Komm wir wollen wandern, von einer Stadt zur . . .
Kuckuck fliegt herbei, legt ins fremde Nest . . .
Liebe Sonne, scheine! Die Wäsch' hängt auf . . .
Unsere Katze heißt Mohr und hat ein schwarzes . . .
Vogel, du mußt fliegen, die Katz darf dich nicht . . .
Blätterfall, Blätterfall, gelbe Blätter über . . .
Ringelreihn, Ringelreihn, heute tanzen wir zu . . .
Eisenbahn von nah und fern haben alle Kinder . . .

Schnipp schnapp, Schneider Rose,
mach mir eine neue . . .

Lirum, larum, Löffelstiel,
wer nichts lernt, der kann nicht . . .

Kreisel, Kreisel, kleiner Mann,
seht nur, wie er tanzen . . .

Die Katze springt auf den Tisch
und holt sich einen . . .

Schmetterling, nun flieg geschwind,
hol die Sonne und den . . .

Tausend bunte Wimpel wehn,
wenn zum Kinderfest wir . . .

Bleib ein Weilchen unterstehn,
der Regen wird vorüber . . .

Wir öffnen jetzt das Taubenhaus,
die Tauben fliegen froh . . .

Den ersten bunten Blumenstrauß,
den bring' ich heute mit nach . . .

Müllers laden heut zum Schmause,
herrlich duftet's schon im . . .

Hans hat Hosen an, und die sind bunt.
Grete hat ein Hütchen auf, und das ist . . .

Woll'n wir auf den Spielplatz gehn,
auf dem Karussel uns . . .?

Liebes Püppchen, schlafe ein!
Ich wiege dich, und das ist . . .

Hat keiner den Löffel vergessen?
Denn den braucht man zum . . .

Kinder, kommt und seht euch an,
was der Traktor alles . . .

Es kam ein kleiner Teddybär
aus dem Spielzeuglande . . .

1, 2, 3, 4, 5, 6, 7,
hilf mir doch den Karren . . .

Lustig, lustig, wollen wir singen,
und dazu im Kreise . . .

Ringlein, Ringlein, du mußt wandern,
von dem einen zu dem . . .

Wohin ich seh', Vöglein im Schnee!
Ich streue euch Futter, denn Hunger tut . . .

Vor unserm Haus, kommt schnell . . .
Ein Schneemann soll stehn, stolz anzu . . .

Ich bin die Maus, guck nur mal . . .
Schleicht die Katz um die Eck, husch bin ich . . .

Juchhei, juchhei, kommt alle . . .
Mein Drachen soll steigen, ich will es euch . . .

Der Tisch ist gedeckt! Daß es allen gut . . .
Das wünschen wir sehr! Eßt die Teller schön . . .

Rupfe, rupfe Gräschen, es sitzen hier zwei . . .
Und kommt der Jäger dort, husch sind sie . . .

Fuchs, Fuchs, Hühnerdieb, ich habe meine Küken . . .
Du hast mir eins gestohlen, der Jäger wird dich . . .

Schnick schnack Schneck, kommst ja nicht vom . . .
Mußt dein Häuschen selber tragen und dich so . . .

Gärtner gießen, Jäger . . .
Nüsse knacken, Bäcker . . .
Schneider nähen, Hähne . . .
Bären brummen, Bienen . . .
Kinder haschen, Katzen . . .
Früchte reifen, Stare . . .
Züge rattern, Gänse . . .
Bälle springen, Vögel . . .
Hunde wachen, Kinder . . .
Fahnen flattern, Enten . . .
Kinder plappern, Störche . . .
Vögel singen, Böcklein . . .

Ärzte heilen, Boten . . .
Bäcker backen, Fleischer . . .
Donner grollen, Kugeln . . .

Bäume tragen, Kranke . . .
Katzen schnurren, Hunde . . .
Kinder singen, Glocken . . .
Kühe weiden, Scheren . . .
Jungen rennen, Kerzen . . .
Türen knarren, Hühner . . .
Enten schnattern, Züge . . .
Jäger schießen, Blumen . . .
Mühlen mahlen, Fahrgäste . . .

8.3. Satzergänzungen für jüngere Kinder

- Mit einer Tätigkeit ergänzen lassen.
- Je nach Sprechleistung zum Satz mit vier oder fünf Wörtern ergänzen lassen.

Die Sonne . . .   Der Mond . . .
Das Licht . . .   Die Sterne . . .
Der Blitz . . .   Die Blumen . . .
Der Ofen . . .   Der Schornstein . . .
Der Wagen . . .   Die Lokomotive . . .
Das Telefon . . .   Das Auto . . .
Die Laterne . . .   Die Zigarette . . .
Das Feuer . . .   Das Karussel . . .
Der Kreisel . . .   Das Segelboot . . .
Die Uhr . . .   Der Traktor . . .
Das Radio . . .   Das Fahrrad . . .
Die Schere . . .   Die Fahne . . .

Das Rad . . .   Die Kerze . . .
Der Ball . . .   Der Regen . . .
Das Wasser . . .   Der Drachen . . .
Die Rose . . .   Der Propeller . . .
Das Gras . . .   Die Distel . . .
Der Baum . . .   Das Flugzeug . . .
Die Kugel . . .   Die Feuerwehr . . .
Der Füller . . .   Das Thermometer . . .
Das Messer . . .   Der Wasserhahn . . .
Der Schlüssel . . .   Das Mühlrad . . .
Die Seife . . .   Der Fleischwolf . . .
Die Zange . . .   Die Bettdecke . . .

Wie rufen die Tiere?

Der Hund ...	Der ... bellt
Die Katze ...	Die ... miaut
Der Hahn ...	Der ... kräht
Das Huhn ...	Das ... gackert
Die Küken ...	Die ... piepen
Die Ziege ...	Die ... meckert
Das Pferd ...	Das ... wiehert
Die Ente ...	Die ... schnattert
Das Schwein ...	Das ... quiekt
Das Schaf ...	Das ... blökt
Die Taube ...	Die ... gurrt
Die Kuh ...	Die ... muht
Die Biene ...	Die ... summt
Der Frosch ...	Der ... quakt
Der Storch ...	Der ... klappert
Der Bär ...	Der ... brummt
Der Löwe ...	Der ... brüllt
Die Maus ...	Die ... piepst
Die Grille ...	Die ... zirpt
Der Kuckuck ...	Der ... ruft
Die Nachtigall ...	Die ... singt
Die Lerche ...	Die ... trillert
Der Star ...	Der ... pfeift
Die Schwalbe ...	Die ... zwitschert

Finden von Eigenschaften

Der Schnee ist ...	Der Honig ist ...
Die Kohle ist ...	Das Meerwasser ist ...
Das Blut ist ...	Der Essig ist ...
Das Gras ist ...	Die Mandeln sind ...
Der Himmel ist ...	Das Eis ist ...
Das Stroh ist ...	Das Bügeleisen ist ...
Die Kastanie ist ...	Der Turm ist ...
Der Zement ist ...	Der Brunnen ist ...
Das Herbstlaub ist ...	Der Stahl ist ...
Der Hund ist ...	Das Gummi ist ...
Der Fuchs ist ...	Die alte Eiche ist ...
Der Hase ist ...	Das Heft ist ...
Der Löwe ist ...	Der Ball ist ...
Das Reh ist ...	Die Rose ist ...

Finden von Satzanfängen

... ist weiß.
... ist schwarz.
... ist rot.
... ist grün.
... ist blau.
... ist gelb.
... ist braun.
... ist grau.
... ist bunt.
... ist treu.
... ist schlau.
... ist schnell.
... ist stark.
... ist scheu.

... ist süß.
... ist salzig.
... ist sauer.
... ist bitter.
... ist kalt.
... ist heiß.
... ist hoch.
... ist tief.
... ist hart.
... ist weich.
... ist dick.
... ist dünn.
... ist rund.
... ist schön.

Weitere Satzergänzungen

Wir gehen sonntags ...
Mein Bruder wird ...
Meine Schwester hat ...
Mein Onkel will ...
Ich spiele gern ...
Ich suche im ...
Ich reise nach ...
Ich schreibe mit ...
Ich schreibe an ...
Ich denke oft ...
Ich esse gern ...
Ich trinke gern ...
Ich antworte stets ...
Ich spreche immer ...

Im Hof sind ...
Im Eimer sind ...
Im Kino sind ...
Im Garten sind ...
Im Keller sind ...
Im Stall sind ...
Im Auto ist ...
Im Kaffee ist ...
Im Tierpark sind ...
In der Tüte sind ...
Im Laboratorium ist ...

Die Tauben sitzen ...
Die Maus schlüpft ...
Die Blumen stehen ...
Der Finder bekam ...
Die Bäuerin füttert ...
Die Klasse fuhr ...
Das Fernsehen bringt ...
Der Arzt verordnete ...
Die Verkäuferin fragt ...
Der Fußball rollte ...
Der Sportler ringt ...
Der Lehrer berichtete ...
Der Ausbilder hilft ...
Das Gericht verurteilt ...

Im Regal stehen ...
Am Haken hängen ...
Im Korb liegen ...
Am Ofen sitzt ...
Im Sandkasten spielen ...
Im Schrank hängen ...
Im Zimmer stehen ...
Im Walde wachsen ...
Die Hefte liegen ...
Der Briefträger bringt ...
Der Vater hämmert ...

Am Fahrrad ist . . .
Auf der Stulle ist . . .
Auf der Wiese sind . . .

Meine Mutti kocht . . .
Unsere Tante kommt . . .
Meine Oma versprach . . .

8.4. Reimergänzungen für ältere Kinder und Jugendliche

Liebe Schwester, tanz mit mir,
beide Hände reich ich . . .
Einmal hin, einmal her,
rundherum, das ist nicht . . .

Auf der Wiese blühet was,
leuchtet weiß im grünen . . .
Es hat Blätter schmal und fein,
wird ein Gänseblümchen . . .

Ich weiß ein kleines braunes Haus,
ein Tier mit Hörnern schaut . . .
Das nimmt bei jedem Schritt und Tritt
sein Häuschen auf dem Rücken . . .

Der Apfelbaum hängt voll und schwer,
und Vater holt die Leiter . . .
Er pflückt die Äpfel, o wie fein!
Ich sammle sie ins Körbchen . . .

Ringel ringel, Rosenkranz,
Flocken halten draußen . . .
Ringel rangel, schnell hinaus,
niemand hält uns mehr im . . .

Seht die Maurer auf dem Bau,
oh, wie sind die Leute . . .
Gleich drei Häuser bauen sie,
sowas gab es früher . . .

Roller, Roller, Roller, fahr mich immer . . .
Fahr mich hin und her geschwind,
laß mich sausen wie der . . .

Laterne, Laterne, man sieht dich schon von . . .
Du leuchtest heller als der Mond,
der oben in dem Himmel . . .

Nun kommt das Allerbeste, heut geht's zum Kinder . . .
Wir wollen feiern heute, so wie die großen . . .
Wir wollen Blumen pflücken, und damit alles . . .
Wir wollen Fahnen schwingen und frohe Lieder . . .

Kein Baum ohne Äste, kein Wirt ohne . . .
Kein Himmel ohne Stern, kein Apfel ohne . . .
Kein Hund ohne Bellen, kein See ohne . . .
Kein Stall ohne Pferde, kein Hirt ohne . . .
Kein Mund ohne Zähne, kein Pferd ohne . . .
Kein Schuh ohne Senkel, keine Tasse ohne . . .
Kein Hans ohne Grete, kein Garten ohne . . .
Keine Augen ohne Wimpern, kein Klavier ohne . . .
Kein Koch ohne Schürze, keine Speise ohne . . .
Kein Kleid ohne Knopf, kein Mädchen ohne . . .
Kein Haus ohne Dach, kein Schrank ohne . . .
Keine Stute ohne Füllen, kein Löwe ohne . . .
Keine Treppen ohne Stufen, kein Schlitten ohne . . .
Keine Berge ohne Gipfel, keine Bäume ohne . . .

Brücken haben Bohlen, Schuhe haben . . .
Kirchen haben Glocken, Mädchen haben . . .
Strümpfe haben Maschen, Hosen haben . . .
Kleider haben Ränder, Schuhe haben . . .
Mütter haben Kinder, Bauern haben . . .
Zäune haben Latten, Tische haben . . .
Schlösser haben Schlüssel, Schweine haben . . .
Teiche haben Dämme, Hähne haben . . .
Stühle haben Lehnen, Pferde haben . . .
Köche haben Töpfe, Kleider haben . . .
Öfen haben Kacheln, Igel haben . . .
Schuster haben Leder, Wagen haben . . .
Maurer haben Kellen, Flüsse haben . . .
Pflanzen haben Keime, und du suchst die . . .

Auf dem kleinen Baume hing nur eine . . .
Auf dem Tisch steht ein gebratener . . .
Auf den Gartenlauben saßen viele . . .
O graus, in unserm Haus ist eine . . .
Hinter dem großen Berge wohnten die sieben . . .
Rische rasche rusche, der Hase sitzt im . . .
Abends sehe ich gern nach dem schönen hellen . . .
Unsere Katze Mohr schlich durch das große . . .
Im grünen Grase hatte sich versteckt ein . . .
Kätzchen rennt ins Haus und holt sich . . .
Fritz stürmt vor und schießt den Ball . . .
Die Dornen der Rose zerrissen mir . . .
Schnipp schnapp, schnitt er mir die . . .

Mutti hat in der Tasche für Vati eine . . .
Ich aß die scharfe Wurst, nun habe ich . . .

Lieber Meister, gib zum Leimen mir etwas . . .
Hans ißt sich dick und rund, das ist nicht . . .
Kasper sagt so lustige Sachen, dabei muß ich . . .
Schau her, an meinem Bett ist kaputt ein . . .
Suchst du den Hammer? Der liegt in der . . .
Er stieß sich am Stein, da tat ihm weh sein . . .
Lieber guter Weihnachtsmann, schau mich nicht . . .
Ein Stein lag auf der Straße, da fiel ich auf . . .
Ich kann nicht auf dich warten, ich gehe in . . .
Ich nehme einen Wagen, da brauche ich es nicht . . .
Der Fuchs ist wirklich schlau, genau wie . . .
Der Brief ist noch zu schreiben, du mußt länger . . .

Gegensätze finden

Was nicht dunkel ist, das ist . . .
Wer nicht langsam geht, der geht . . .

Was nicht hart ist, das ist . . .
Wer nicht arm ist, der ist . . .

Was nicht warm ist, das ist . . .
Wer nicht jung ist, der ist . . .

Was nicht groß ist, das ist . . .
Was nicht grob ist, das ist . . .

Was nicht rauh ist, das ist . . .
Wer nicht hungrig ist, der ist . . .

Was nicht gerade ist, das ist . . .
Wer nicht klug ist, der ist . . .

Was nicht schmal ist, das ist . . .
Was nicht eng ist, das ist . . .

Was nicht rund ist, das ist . . .
Was nicht sauber ist, das ist . . .

Was nicht grob ist, das ist . . .
Was nicht mein ist, das ist . . .

Was nicht schwer ist, das ist . . .
Was nicht tief ist, das ist . . .

Was nicht eckig ist, das ist . . .
Was nicht einfarbig ist, das ist . . .

Was nicht unten ist, das ist . . .
Was nicht zu tadeln ist, muß man . . .

Was nicht kalt ist, das ist . . .
Wer kein Geld hat, der ist . . .

Was nicht weich ist, das ist . . .
Wer nicht rasiert ist, hat einen . . .

Wer nicht dünn ist, der ist . . .
Wer nicht Pech hat, der hat . . .

Wer nicht sitzen will, soll . . .
Wer schnell reisen will, soll . . .

Weitere Reimergänzungen

Ein rechter Dichter setzt sofort
hier statt des Strichs das rechte . . .

An den Reben wachsen Trauben,
nach dem Felde fliegen . . .

Bienen tragen Honig ein,
aus den Trauben preßt man . . .

Hoch am Himmel leuchten Sterne,
in dem Apfel sind die . . .

Der Gärtner muß die Blumen gießen,
der Jäger muß die Hasen . . .

Der Bauer muß den Samen säen,
der Schneider muß die Hosen . . .

Der Schlosser muß den Schlüssel feilen,
der Doktor muß den Kranken . . .

Die Näherin muß Wäsche sticken,
der Schuster muß die Schuhe . . .

Der Schaffner muß den Fahrschein lochen,
die Mutter muß das Essen . . .

Die Wäscherin muß Wäsche bleichen,
der Maler muß die Stube . . .

Der Steinmetz muß den Stein behauen,
der Maurer muß die Mauer . . .

Der Bäcker muß den Kuchen backen,
der Fleischer muß die Knochen . . .

Der Schmied muß schnell das Pferd beschlagen,
der Dienstmann muß die Koffer . . .

Der Lehrer muß die Kinder lehren,
der Weihnachtsmann muß uns . . .

Treu und wachsam ist der ...,
allzuviel ist ...

Reh und Hasen geben ...
Rätsel sind gemacht zum ...

8.5. Satzergänzungen für ältere Kinder und Jugendliche

An der Angel ...
Auf dem Spielplatz ...
In der Schmiede ...
Über den Betten ...
Unter den Bäumen ...
Mit dem Flugzeug ...
In der Werkstatt ...
Nach dem Essen ...
Nach der Pause ...
Vor dem Fenster ...
Durch den Lärm ...
Bei den Großeltern ...
Auf dem Berge ...
Um den Teich ...

An der Straße ...
Auf der Heimfahrt ...
Neben der Kirche ...
Auf dem Kirchturm ...
Durch den Sturm ...
Gegenüber dem Park ...
Auf den Weltmeeren ...
Vor dem Rathaus ...
Inmitten der Stadt ...
In den Anlagen ...
Vor der Prüfung ...
Bei der Feier ...
Auf dem Reisebüro ...
Auf der Autobahn ...

Unten im Tale ...
Auf eine Stunde ...
In einer Woche ...
Bei guter Überlegung ...
Mit großem Eifer ...
Bei genauer Prüfung ...
Zu unserer Freude ...
Zu allem Unglück ...
Ohne jeden Grund ...
Im neuen Fahrplan ...
Gegen seinen Willen ...
Bei größerer Eile ...
In einigen Jahren ...
Bei gutem Willen ...

Im dichten Nebel ...
Auf hohen Bergen ...
Im einsamen Wald ...
Durch tiefen Schnee ...
Vor einigen Monaten ...
Bei starkem Wind ...
Entgegen ihrer Bitte ...
Am 31. Dezember ...
Zum Jahresbeginn ...
Um zwanzig Uhr ...
Gegen Stundenende ...
Am Schulbeginn ...
Mit Sonnenaufgang ...
Bei Mondenschein ...

Vergleiche

Das Meer ist tiefer als ...
Der Turm ist höher als ...
Der Fluß ist breiter als ...
Der See ist größer als ...
In Alaska ist es kälter als ...

In Afrika ist es heißer als . . .
Blei ist schwerer als . . .
Stahl ist härter als . . .
Gold ist kostbarer als . . .
Der Mond ist kleiner als . . .
Der Baum wächst höher als . . .
Holz brennt besser als . . .
Torte schmeckt besser als . . .
Berlin ist größer als . . .

Das Buch ist dicker als . . .
Der Fuchs ist listiger als . . .
Der Hase läuft schneller als . . .
Der Meister kann mehr als . . .
Das Auto fährt schneller als . . .
Die Rose duftet lieblicher als . . .
Der Traktor zieht mehr als . . .
Die Armbanduhr ist kleiner als . . .
Die Sowjetunion ist größer als . . .
Der Wolf ist gefräßiger als . . .
Im Ferienlager gibt es mehr Spaß als . . .
In der Nordsee gibt es höhere Wellen als . . .

☆ ☆ ☆

Wenn die Uhr acht schlägt, . . .
Sobald das Faß geleert ist, . . .
Wenn die Feuersirene ertönt, . . .
Wenn ich zehn Mark hätte, . . .
Wenn etwas sehr billig ist, . . .
Als es Mitternacht schlug, . . .
Ehe die Morgendämmerung beginnt, . . .
Sobald es aufhört zu regnen, . . .
Wenn der Sturm sich gelegt hat, . . .
Sofern es wärmer geworden ist, . . .
Ehe der Winter herannaht, . . .
Wenn der Frühling beginnt, . . .
Wenn die Schneeschmelze einsetzt, . . .
Sobald der Brief geschrieben ist, . . .

Wenn es Sommerferien gibt, . . .
Als wir einmal spazieren gingen, . . .
Weil du nicht gekommen bist, . . .
Als mein Bruder (Schwester) krank war, . . .
Obwohl die Sterne klein erscheinen, . . .
Obwohl der Strauß Flügel hat, . . .
Obschon der Lügner Besserung versprach, . . .
Im Chemieunterricht passierte es einmal, . . .

Bei unserer Schulwanderung beobachteten wir, . . .
Wenn ich sonntags nicht zur Schule brauche, . . .
Wenn ich meine Arbeit beendet habe, . . .
Wenn ich im Unterricht aufmerksam bin, . . .
Wenn ich fleißig lerne und übe, . . .
Um fließend sprechen zu können, . . .

Der . . . ist voll.
Die . . . ist voll.
Das . . . ist voll.

Der . . . leuchtet.
Die . . . leuchtet.
Das . . . leuchtet.

Der . . . fliegt.
Die . . . fliegt.
Das . . . fliegt.

Der . . . schwimmt.
Die . . . schwimmt.
Das . . . schwimmt.

Der . . . blüht.
Die . . . blüht.
Das . . . blüht.

Der . . . ist schwer.
Die . . . ist schwer.
Das . . . ist schwer.

Der . . . ist schön.
Die . . . ist schön.
Das . . . ist schön.

Der . . . ist hoch.
Die . . . ist hoch.
Das . . . ist hoch.

Der . . . ist schwarz.
Die . . . ist schwarz.
Das . . . ist schwarz.

Der . . . ist weiß.
Die . . . ist weiß.
Das . . . ist weiß.

Der . . . ging nicht auf.
Die . . . ging nicht auf.
Das . . . ging nicht auf.

Der . . . brannte nicht.
Die . . . brannte nicht.
Das . . . brannte nicht.

Der . . . spielte nicht.
Die . . . spielte nicht.
Das . . . spielte nicht.

Der . . . schließt nicht.
Die . . . schließt nicht.
Das . . . schließt nicht.

Der . . . fuhr nicht.
Die . . . fuhr nicht.
Das . . . fuhr nicht.

Der . . . schmeckt nicht.
Die . . . schmeckt nicht.
Das . . . schmeckt nicht.

Der . . . kommt nicht.
Die . . . kommt nicht.
Das . . . kommt nicht.

Der . . . wird gebaut.
Die . . . wird gebaut.
Das . . . wird gebaut.

Der . . . wird gekocht.
Die . . . wird gekocht.
Das . . . wird gekocht.

Der . . . rennt schnell.
Die . . . rennt schnell.
Das . . . rennt schnell.

Obwohl die Verkehrsampel "rot" zeigte, . . .
    "   der Zug bereits abgefahren war, . . .
    "   das Wasser unsauber schien, . . .
    "   Kurt noch Schularbeiten machen mußte, . . .

Obwohl es in den letzten Tagen geregnet hat, . . .
" der Hund laut gebellt hat, . . .
" die Straßenbahn langsam fährt, . . .
" der Wal ein Säugetier ist, . . .
" zehn Kohlen im Ofen liegen, . . .
" wir eine Mausefalle aufgestellt haben, . . .
" ich zwei Stunden geangelt habe, . . .
" mir die Füße schmerzten, . . .
" ich ihm geschrieben hatte, . . .
" die Mutter mich gewarnt hat, . . .

Wenn plötzlich das Licht ausgeht, . . .
" die Batterie entladen ist, . . .
" alle zugleich reden, . . .
" keine Straßenbahn kommt, . . .
" alle ins Wasser gehen, . . .
" mich eine Biene gestochen hat, . . .
" mein Vater etwas sagt, . . .
" meine Mutter einkaufen geht, . . .
" mein Freund nicht zu Hause ist, . . .
" ich im Lotto gewinne, . . .
" ich spät schlafen gehe, . . .
" ich morgens verschlafen habe, . . .
" ich kalte Füße bekommen habe, . . .
" ich fließend sprechen lernen will, . . .

Hättest du nicht so gebummelt, . . .
" " dein Geld gespart, . . .
" " dein Fahrrad angeschlossen, . . .
" " den Hund nicht geneckt, . . .
" " den Bleistift gespitzt, . . .
" " den Käfig nicht geöffnet, . . .
" " den Stein nicht geworfen, . . .
" " auf den Weg aufgepaßt, . . .
" " nicht so viel gegessen, . . .
" " die Schlüssel mitgenommen, . . .
" " die Hosen gleich flicken lassen, . . .
" " dein Taschentuch nicht vergessen, . . .
" " langsamer und betonter gesprochen, . . .

Wärest du nicht links gefahren, . . .
" " zeitig schlafen gegangen, . . .
" " zeitig genug aufgestanden, . . .
" " ein guter Kamerad gewesen, . . .
" " nicht so schnell gefahren, . . .
" " vorsichtig über die Straße gegangen, . . .

Wärest du nicht auf das Eis gelaufen, ...
" " nicht auf den Baum geklettert, ...
" " sofort zum Zahnarzt gegangen, ...
" " pünktlich zur Bahn gekommen, ...
" " nicht über den Zaun geklettert, ...
" " in der Schule aufmerksam gewesen, ...
" " mit uns Altmaterial sammeln gegangen, ...
" " nicht während der Fahrt von der Straßenbahn gesprungen, ...

Hans hat Appetit auf Schokolade
... liebt besonders ...
... spielt gern mit ...
... wird später einmal ...
... fährt in den Ferien ...
... ißt als Kompott gern ...
... trinkt den Kaffee gern ...
... beobachtet aufmerksam ein (einen) ...
... kauft sich im Kaufhaus einen ...
... hört und sieht jeden Abend ...
... geht gern mit der Mutter abends ...
... wünscht sich zum Geburtstag ...
... geht nach der Schulentlassung ...
... schreibt einen langen Brief an ...

... muß länger bleiben, weil ...
... wird ausgelacht, weil ...
... verdient ein Lob, weil ...
... erhält einen Tadel, weil ...
... darf sich etwas wünschen, weil ...
... hat Hausarrest bekommen, weil ...
... hat viel geschenkt bekommen, weil ...
... darf mit dem Auto mitfahren, weil ...
... hat eine Strafarbeit aufbekommen, weil ...
... bekam eine Theaterkarte geschenkt, weil ...
... mußte die Aufgaben nochmals machen, weil ...
... erhielt im Lesen eine "Eins", weil ...
... spricht schön deutlich und betont, weil ...
... kann jetzt sehr gut sprechen, weil ...

Ergänzung von Sprichwörtern in Reimform

- Gemeinsam den fehlenden Begriff suchen.
- Rechte Seite abdecken und den Begriff allein finden lassen.
- Bei verbesserter Sprechleistung die Sprichwörter erläutern lassen.
- Bei verbesserter Sprechleistung von Jugendlichen die Sprichwörter erörtern und diskutieren lassen.

Sich regen bringt . . .	(Segen)
Geld regiert die . . .	(Welt)
Probieren geht über . . .	(Studieren)
Ohne Fleiß kein . . .	(Preis)
Übermut tut selten . . .	(gut)
Vorsorge verhütet Nach . . .	(-sorge)
Prahler sind schlechte . . .	(Zahler)
Muttertreu' ist täglich . . .	(neu)
Böser Gewinn ist bald . . .	(dahin)
Eigner Herd ist Goldes . . .	(wert)
Aufgeschoben ist nicht . . .	(aufgehoben)
Viele Streiche fällen die . . .	(Eiche)
Erst besinn's, dann be . . .	(-ginn's)
Beim Eigensinn ist kein . . .	(Gewinn)
Viel Naschen macht leere . . .	(Taschen)
Gutes Wort findet guten . . .	(Ort)
Wie die Zucht, so die . . .	(Frucht)
Morgenstunde hat Gold im . . .	(Munde)
Fleiß bringt Brot, Faulheit . . .	(Not)
Zucht und Tugend ehrt die . . .	(Jugend)
Ein gutes Kind gehorcht ge . . .	(-schwind)
Salz und Brot macht Wangen . . .	(rot)
Ruh' und Rast ist die halbe . . .	(Mast)
Die uns lehren, müssen wir . . .	(ehren)

9. Zur Übung des Denksprechens II

9.1. Allgemeines

Beim "Umschalten" vom Gedanken (bzw. dem "Sprechantrieb", der sprachlichen Intention) auf die Sprechbewegungen kann besonders leicht ein Stottern eintreten. Deshalb gehörten Denksprechübungen immer schon zum Übungsbestand in der Stotterertherapie.

Aus der Fragestellung heraus gelingt die Denkleistung und Satzformulierung leichter als in der freien Rede. Daher verläuft im Abfragen das Sprechen fließender, eben weil das Denken zur Satzbildung abgegrenzt ist. Es wird also auch hier in der Therapiestunde kaum gestottert werden, sofern an der neuen erleichternden Sprechweise festgehalten wird.

Auch in diesem Arbeitsabschnitt wird noch an der Bildung des Einzelsatzes gearbeitet. Doch lassen sich schon Übergänge zu Satzhäufungen bzw. zur freien Rede gestalten. Aus Frage und Antwort ergibt sich ein kleines Gespräch. Wir führen es ruhig und geduldig und hören uns an, was das Kind oder der Jugendliche zu sagen hat, achten jedoch darauf, daß die erleichternde Sprechweise beibehalten wird. Bei Denkhemmungen und Wortfindungsschwierigkeiten helfe man mit dem Wortschatz des Kindes oder des Jugendlichen ein.

Es kann sein, daß das Kind oder der Jugendliche eine Antwort zu schnell gibt und noch in die Frage "hineinfällt". Dieses Verhalten ist falsch und muß korrigiert werden. Das Kind/der Jugendliche soll sich genügend Zeit zur Antwort lassen. Es soll ruhig überlegt werden, was und wie es gesagt werden will.

9.2. Frage- und Aufgabenstellungen für jüngere Kinder

Wie heißt du? ——— Wo wohnst du?
Wie alt bist du? ——— Wann hast du Geburtstag?
In welchem Ort bist du geboren?
Wie heißt deine Mutter? ——— Dein Vater?
Wie heißt deine Oma? ——— Dein Opa?
Hast du Geschwister? ——— Wie heißen sie?
Welchen Beruf hat dein Vater? ——— Die Mutter?
Wo arbeitet dein Vater? ——— Wo die Mutter?
Wohnt ihr in einem großen oder kleinen Haus?
Wie heißen eure Nachbarn?
Wie heißen die Kinder aus der Nachbarschaft?
Mit welchen Kindern spielst du?
Was spielst du draußen mit den Kindern gern?
Hast du einen Freund? ——— Oder eine Freundin?
Was und womit spielt ihr in der Wohnung gern?

Spielst du auch gern für dich allein? ––– Und womit?
Gingst (gehst) du gern in den Kindergarten?
Hattest (hast) du die Erzieherin gern?
In welcher Klasse bist du? ––– Welche Schule?
Wie heißt deine Lehrerin? ––– Magst du sie gern?
Machst du die Hausaufgaben gern?
Welche am liebsten?
In welchem Fach lernst du gut?
Welches Fach hast du in der Schule am liebsten?
Hast du eine Puppe? ––– Wie heißt sie?
Was spielst du mit ihr?
Hast du eine Eisenbahn? ––– Wie sieht sie aus?
Was ist dein liebstes Spielzeug?
Welches Spielzeug möchtest du noch haben?
Was tust du sonst noch gern?
Was hast du zu Weihnachten (Geburtstag) bekommen?
Was wünschst du dir zum Geburtstag (Weihnachten)?
Was ißt du besonders gern? ––– Was trinkst du gern?
Was ißt du nicht gern? ––– Was ißt du gar nicht?
Worüber könntest du lachen? ––– Dich sehr freuen?
Worüber könntest du dich ärgern?
Worüber hast du dich einmal sehr geärgert?
Wovor fürchtest du dich? (Dunkelheit, Mäuse usw.)
Hast du Angst vor einem schweren Gewitter?
Badest du gern im Planschbecken oder im See?
Hilfst du der Mutter bei der Hausarbeit?
Gehst du für die Mutter einkaufen?
Was kaufst du ein?
Bist du schon einmal im Tierpark gewesen?
Was hast du dort gesehen?
Bist du schon einmal im Zirkus gewesen?
Was hast du dort gesehen?
Warst du einmal schwer krank? ––– Welche Krankheit?

Welche Tiere sind das?

Welches Tier im Haus nascht gern?
    "   " gibt Pfötchen?
    "   " schläft gern im Warmen und schnurrt?
    "   " bewacht Haus und Hof?
    "   " fängt die Mäuse in Hof und Stall?
    "   " ist treu und anhänglich?
    "   " legt die Eier?
    "   " gibt uns die Milch?
    "   " liefert uns die Bettfedern?

Welches Tier liefert uns Fell und Braten?
"   "   wird geschoren und gibt Wolle?
"   "   steht auf dem Misthaufen und kräht?
"   "   sitzt im Käfig und singt?
"   "   klopft im Wald an den Baum?
"   "   flattert von Blume zu Blume?
"   "   ist fleißig und trägt Honig ein?
"   "   fängt die Frösche?
"   "   hat ein Stachelfell?
"   "   webt ein Netz aus feinen Fäden?
"   "   kann dich stechen?
"   "   hat einen Rüssel?
"   "   hat einen langen Hals?
"   "   lief mit dem Igel um die Wette?
Auf welchem Tier könntest du reiten?
Welche Tiere bauen ein Nest?
Welche Tiere singen und zwitschern im Gebüsch?
Welche Vögel bleiben im Winter bei uns?
Über welches Tier mußt du im Tierpark am meisten lachen?

Wie heißt das Wort?

Wie heißt das Beet im Garten?
Wie heißt der Saft aus Himbeeren?
Wie heißen die Beeren, die blau sind?
Wie heißt der Park der Tiere?
Wie heißt der Käfer im Mai?
Wie heißt die Anstalt zum Baden?
Wie heißt der Sport im Winter?
Wie heißt der Garten der Kinder?
Wie heißt der Kasten für die Briefe?
Wie heißt die Marke auf dem Brief?
Wie heißt der Rahmen für das Bild?
Wie heißt der Topf für die Milch?
Wie heißt die Flasche für den Wein?
Wie heißt der Bügel für das Kleid?
Wie heißt das Band an der Schürze?
Wie heißt die Lampe auf dem Tisch?
Wie heißt die Schale mit Obst?
Wie heißt der Kuchen im Napf?
Wie heißt das Haus der Kranken?
Wie heißt der Kuchen mit Streusel?
Wie heißt der Lohn des Finders?
Wie heißt das Zimmer zum Schlafen?
Wie heißt die Maschine zum Schreiben?

Wie heißt die Tasche für die Bücher?
Wie heißt der Mann, der den Gast bewirtet?
Wie heißt der Salat, der einen Kopf bildet?
Wie heißt der Ball, womit der Fuß spielt?
Wie heißt die Bahn, die auf der Straße fährt?

☆ ☆ ☆

Man nennt dem Kind die fünf Begriffe; das Kind merkt sich davon zwei oder drei und nennt diese jeweils in einer Satzergänzung. Ältere Kinder bringen von sich aus noch andere Gegenstände.

Was steht auf dem Tisch?
(Lampe, Kaffeekanne, Tassen, Zuckerdose, Sahne)
   Auf dem Tisch steht . . .

Was hängt auf der Leine?
(Handtuch, Hemd, Hosen, Schürze, Taschentücher)
   Auf der Leine hängt . . .

Welche Blumen sind in der Vase?
(Veilchen, Tulpen, Rosen, Nelken, Astern)
   In der Vase sind . . .

Was hängt am Obstbaum?
(Äpfel, Birnen, Kirschen, Pflaumen, Pfirsiche)
   Am Obstbaum hängen . . .

Was ist in Mutters Nähkasten?
(Schere, Nähgarn, Nähnadeln, Stopfpilz, Knöpfe)
   Im Nähkasten ist . . .

Was hängt am Weihnachtsbaum?
(Lichter, Sterne, Glaskugeln, Lametta, Kringel)
   Am Weihnachtsbaum hängt . . .

Was ist im Eimer?
(Wasser, Kohlen, Kartoffeln, Sand, Abfälle)
   Im Eimer ist . . .

Was ist in der Schulmappe?
(Lesebuch, Rechenbuch, Schreibheft, Aufgabenheft, Federtasche)
   In der Schulmappe ist . . .

9.3. Frage- und Aufgabenstellungen für ältere Kinder und Jugendliche

- Die Fragen werden erst kurz beantwortet.
- Die Antworten werden aufgegriffen, ein kurzes Gespräch wird in Gang gesetzt.

Wie heißen deine Freunde? — Deine Freundinnen?
Was gefällt dir an ihnen?
Wie ist das Verhältnis zu deinen Eltern?
Wie ist die Beziehung zu deinen Geschwistern?
Wie sind deine Leistungen in der Schule?
Wann hast du ein Lob erhalten?
Welche Unterrichtsstunden findest du langweilig?
Was müßte anders werden?
Welchen Unterricht findest du interessant?
Was ist daran so interessant?
Was möchtest du gern besitzen? — Was gern kaufen?
Was würde dir eine große Freude bringen?
Wie ist (war) das Verhältnis zu deinen Lehrern?
Wie ist (war) der Kontakt zu den Mitschülern?
Interessierst du dich für technische Dinge?
Bastelst du gern? — Was bastelst oder baust du?
Kannst du dein Fahrrad selbst reparieren?
Treibst du Sport? — Welchen am häufigsten?
Welche Sportart interessiert dich noch?
Welche Hobbies hast du noch?
Warst du in den Ferien verreist? — Wo warst du?
Was hast du am letzten Wochenende getan (erlebt)?
Liest du gern Bücher? — Welche besonders gern?
Sitzt du viel und gern am Fernseher?
Was siehst du im Fernsehen am liebsten?
Warum gerade diese Sendungen?
Hörst du oft Musik? — Welche am liebsten?
Warum gerade diese Musik?
Was interessiert dich daran besonders?
Bekommst du Taschengeld? — Wie teilst du es ein?
Was ist dein Ziel im späteren Leben? — Pläne?
Welchen Beruf möchtest du einmal erlernen?
Kann man dich schnell aus der Ruhe bringen?
Womit kann man dich leicht ärgern?
Worüber könntest du dich aufregen?
Bist du leicht beleidigt? — Etwa überempfindlich?
Bist du rechthaberisch? — Zu sehr ichhaft?
Leidest du sehr unter deiner Sprechstörung? — Warum?
Eine Sprechstörung kann auch Vorteile haben, welche könnten das sein?
Tut es dir weh, wenn du eine schwere Störung hast?

Ärgerst du dich, wenn du die Störung hattest?
Leidest du an Sprechangst? — An Unsicherheit?
Zeigst du in manchen Situationen Schüchternheit?
Bist du fremden Personen gegenüber gehemmt?
Hältst du dich abseits von Gleichaltrigen?
Worüber würdest du traurig sein? — Worüber wütend?
Wärest du sehr glücklich, wenn du fließend sprechen könntest?
Welche Vorteile hätte das?

Was muß hier getan werden?

Auf dem Tisch steht benutztes Geschirr.
Im Abwaschbecken ist schmutziges Geschirr.
Auf dem Wohnzimmerschrank liegt Staub.
Das Waschbecken hat einen Rand.
Der Teppich ist sehr beschmutzt und staubig.
Die Wäschetruhe ist voll schmutziger Wäsche.
Die Fensterscheiben sind nicht blank.
In der Zimmerecke hängen Spinnweben.
Die Blumentöpfe sind trocken.
Die Blumen in der Vase sind verwelkt.
Der Fenstervorhang läßt sich nicht mehr ziehen.
Die Uhr ist stehengeblieben.
Das Kalenderblatt zeigt ein falsches Datum an.
Die alte Fernsehzeitung liegt herum.
Am Fenster zieht es.
Die Tischdecke hat Flecke.
Die Schranktür klemmt.
Eine Fensterscheibe hat einen Sprung.
Eine Glühbirne ist durchgebrannt.
Aus dem Besen geht der Stiel heraus.
Das große Küchenmesser ist stumpf.
Der Staubsauger ist voll und saugt nicht mehr.
Im Kühlschrank hängt eine dicke Eisschicht.
Das Radio brummt nur noch.
Der Fernseher bringt keinen Ton.
Der Wasserhahn in der Küche tropft.
Der Ausguß des Waschbeckens ist verstopft.

Welchen Beruf haben diese Leute?

Die Zeichnung für den Neubau habe ich fertig.
Wir kriegen den Mörtel nicht schnell genug heran.
Ich habe noch die Dachrinnen anzubringen.

Die Fenster baue ich heute noch ein.
Die Heizung wird morgen fertig.
Die Tapete läßt sich schlecht anbringen.
Für den Neubau muß ich noch Ersatzschlüssel machen.
Der Wohnzimmerschrank wird bald geliefert.
Mein Fahrgast kam zu spät, weil ich eine Panne hatte.
Ich muß schwindelfrei sein.
Ich habe noch die Steckdosen anzubringen.
Wir brauchen für das alte Haus neue Dachziegel.
Mein Brotteig ging heute schlecht.
Fast alle Frühbeete mußte ich heute zudecken.
Meine Kunden wollen oft gekochten Schinken haben.
Ich muß noch die Hefte der Rechenarbeit durchsehen.
Das Sohlenleder ist auch wieder teurer geworden.
Ich habe dem Kunden gleich Maß genommen.
Hast du auch so gute Saatkartoffeln bekommen?
Fünf gefüllte Gläser nehme ich in jede Hand.
In 3000 Meter Höhe setzte mir ein Motor aus.
Auf meiner Bank lasse ich keine Drehspäne liegen.
Nach der Sprechstunde habe ich Besuche zu machen.
An der Straßenkreuzung regle ich den Verkehr.
Ich muß zur Probe, morgen Abend ist Premiere.
Nicht einen Baum lasse ich mehr absägen.
Im Nebel muß ich besonders auf die Einfahrtsignale achten.

Zum Oberbegriff ein bis drei Unterbegriffe nennen lassen

Blumen allgemein
a) Gartenblumen
   1) Frühlingsblumen
   2) Sommerblumen
   3) Herbstblumen
b) Wiesen- und Feldblumen

Bäume allgemein
a) Laubbäume
b) Nadelbäume
c) Obstbäume

Obst allgemein
a) Kernobst
b) Beerenobst
   1) Beeren im Garten
   2) Beeren im Wald
c) Südfrüchte

Haustiere allgemein
a) die mit in der Wohnung sind
b) die im Stall sind

Wildlebende Säugetiere
a) in unseren heimatlichen Wäldern lebend
b) Raubtiere in Europa und Übersee
c) andere fremde Tiere im Tierpark

Vögel allgemein
a) Singvögel
b) Raubvögel
c) vom Menschen betreute Vögel
d) Vögel, die bei uns überwintern

Fische allgemein
a) Süßwasserfische
b) Seefische

Pilze allgemein
a) eßbare Pilze
b) giftige Pilze

Insekten allgemein

Schlangen allgemein

Getränke allgemein
a) alkoholfreie Getränke
b) alkoholhaltige Getränke

Speisen allgemein
a) Speisen zum Mittag
   1) Suppen
   2) Braten
   3) Kompotte
b) Speisen zum Abendbrot

Backwaren allgemein

Möbel allgemein
a) Möbel in der Küche und im Kinderzimmer
b) Möbel im Wohn- und Schlafzimmer

Küchengeräte allgemein
a) Geschirr
b) Behälter
c) Geräte zum Essen

Elektrische Geräte im Haushalt

Fahrzeuge allgemein
a) zu Lande
b) zu Wasser
c) in der Luft
d) Auto- und Motorrad-Typen

Berufe allgemein
a) Handwerker
b) Werkzeuge der Handwerker
c) Maschinen des Handwerks

Sportarten allgemein
a) Leichtathletik
b) Ballspiele
c) Sport im und auf dem Wasser
d) Sport im Winter

Ernte im Garten und auf dem Feld
a) Gemüsearten im Garten
b) Frucht auf dem Feld
   1) Hackfrüchte
   2) Getreidearten

Spielzeug allgemein

Bekleidungsstücke allgemein

Durch Veränderung des Vokales entsteht ein neues Wort

Uhr ist ein Zeitmesser.
Uhr wird zum ... (Ohr)

Glucke ist eine brütende Henne.
Glucke wird zur ... (Glocke)

Burg ist ein großes Bauwerk.
Burg wird zum ...

Stirn ist ein Teil des Kopfes.
Stirn wird zum ...

Wild sind die Tiere im Wald.
Wild wird zum ...

Mond ist ein Himmelskörper.
Mond wird zum ...

Hose ist ein Bekleidungsstück.
Hose wird zum ...

Hand ist ein Körperteil.
Hand wird zum . . .

Tür wird eine breite Durchfahrt.
Das . . . ist eine breite Durchfahrt.

Busch wird zum kleinen Wasserlauf.
Der . . . ist ein kleiner Wasserlauf.

Beet wird zum Wasserfahrzeug.
Das . . . ist ein Wasserfahrzeug.

Pappe wird zum Spielzeug.
Die . . . ist ein Spielzeug.

Faß wird zum Teil des Beines.
Der . . . ist ein Teil des Beines.

Schloß wird zum Ende.
Der . . . ist das Ende.

Tinte wird zur Verwandten.
Die . . . ist eine Verwandte.

Schule wird zum Gefäß.
Die . . . ist ein Gefäß.

Die Antwort soll jetzt im Satz erfolgen:
"Die Rose ist eine Blume".

Riese wird eine Blume.
Fuder wird ein Schreibgerät.
List wird etwas Schweres.
Wind wird eine Mauer.
Stahl wird eine Sitzgelegenheit.
Kippe wird eine Kopfbedeckung.
Rand wird ein Haustier.
Tusche wird ein Behälter.
Flügel wird ein ungezogener Junge.
Borke wird ein Baum.
Pilz wird ein Kleid der Tiere.
Stelle wird Ruhe.
Tenne wird ein Baum.
Fuhrmann wird ein Schiffer.

Himmel wird zum . . .   Bäckchen wird zum . . .
Bund wird zum . . .   Rappe wird zur . . .
Borste wird zur . . .   Ritter wird zum . . .

Giebel wird zur . . .　　　　　Gang wird zum . . .
Geld wird zu . . .　　　　　　Lachs wird zum . . .
Rabe wird zur . . .　　　　　Rogen wird zum . . .
Dackel wird zum . . .　　　　Marder wird zum . . .
Kegel wird zur . . .　　　　　Pfand wird zum . . .
Kohlkopf wird zum . . .　　　Stäbchen wird zum . . .
Klippe wird zur . . .　　　　　Tusch wird zum . . .
Moor wird zum . . .　　　　　Ding wird zu . . .
Plätte wird zur . . .　　　　　Mast wird zum . . .
Bluse wird zur . . .　　　　　Gasse wird zur . . .
Lampen werden zu . . .　　　Qualle wird zur . . .

Wie heißt das neue Wort?

- Vom zusammengesetzten Wort setzt man den zweiten Wortteil vor den ersten und man erhält ein neues Wort mit anderem Begriff.
- Anschließend wird der Wortunterschied erklärt.
- Mit jedem Begriff wird ein kurzer Satz gebildet.

Bauholz	Mauerstein	Taschengeld
Haustier	Sprungturm	Wasserleitung
Ballspiel	Hausgarten	Schriftzeichen
Schuhhaus	Schnittmuster	Steinbau
Stielkamm	Glockenturm	Zahnersatz
Fensterglas	Weinbrand	Samenzwiebel
Scheibenbrot	Holzkiste	Salatkopf
Malermeister	Kleidspitze	Musikhaus
Kindersorgen	Blumentopf	Kreisspiel
Kartenspiel	Baumstamm	Sportrad
Zuckerrübe	Suppenfleisch	Kernobst
Sportleistung	Holzfeuer	Kinderkrippe
Dachziegel	Hausecke	Puppentheater
Beerenwein	Bierflasche	Kuchenkrümel
Goldzahn	Schulfach	Gemüsesuppe
Fachzeitung	Lattenzaun	Suppenklößchen
Spitzenleistung	Obstspalier	Salatgurke
Milchschokolade	Schuhleder	Wiesenblume
Modelleisenbahn	Bartstoppel	Badewanne
Zugvogel	Feldsalat	Wachskerze
Vogelkäfig	Hundehütte	Turmuhr
Bohnenkaffee	Flaschenmilch	Zuchtschwein
Salatkartoffel	Bilderlexikon	Ohrensessel

Es soll möglichst schnell ein Hauptwort angefügt werden, so daß ein sinnvolles neues Hauptwort entsteht.

Abend ...	Auto ...	Bett ...
Brief ...	Buch ...	Bier ...
Bilder ...	Berg ...	Dorf ...
Dampf ...	Eis ...	Eisen ...
Fahrrad ...	Feuer ...	Fenster ...
Fuß ...	Ferien ...	Fisch ...
Fleisch ...	Garten ...	Gemüse ...
Herbst ...	Hunde ...	Haar ...
Hand ...	Hosen ...	Haus ...
Hühner ...	Küchen ...	Kinder ...
Kranken ...	Kleider ...	Kaffee ...
Keller ...	Kopf ...	Kuchen ...
Kartoffel ...	Laub ...	Lehr ...
Maschinen ...	Morgen ...	Milch ...
Nacht ...	Obst ...	Papier ...
Puppen ...	Sommer ...	Schul ...
Schuh ...	Schrank ...	Schnee ...
Schwimm ...	Schreib ...	Straßen ...
Stuben ...	Stadt ...	Sport ...
Spiel ...	Taschen ...	Turn ...
Tanz ...	Wein ...	Wasser ...
Wohnungs ...	Winter ...	Wald ...
Wasch ...	Wiesen ...	Werk ...
Wand ...	Zahn ...	Zeitungs ...

Welche Wörter kann man zum genannten Hauptwort dazusetzen?

<u>Apfel</u>
    (—mus, —kern, —saft, —schale, —baum, —kuchen)
<u>Bade</u>
    (—anzug, —ofen, —tuch, —hose, —wanne, —seife)
<u>Bau</u>
    (—arbeiter, —gerüst, —kran, —platz, —stein, —holz)
<u>Blumen</u>
    (—garten, —fenster, —strauß, —vase, —topf, —beet)
<u>Brief</u>
    (—kasten, —papier, —marke, —porto, —träger, —tasche)
<u>Brot</u>
    (—mehl, —teig, —kruste, —schnitte, —messer, —teller)
<u>Dach</u>
    (—boden, —decker, —fenster, —stube, —pappe, —ziegel)

Feuer
(—haken, —löscher, —melder, —wehr, —stein, —zeug)
Glas
(—scheibe, —kugel, —scherben, —teller, —türe, —auge)
Haus
(—bau, —halt, —garten, —tür, —schlüssel, —meister)

Obst
(—baum, —garten, —händler, —teller, —saft, —wein)
Reise
(—büro, —koffer, —plan, —route, —führer, —fieber)
Suppen
(—fleisch, —schüssel, —würze, —teller, —löffel)
Schuh
(—fabrik, —laden, —leder, —sohle, —bürste, —wichse)
Schul
(—kind, —mappe, —tafel, —bank, —buch, —hof)
Straßen
(—anzug, —kreuzung, —bau, —rennen, —verkehr, —walze)
Taschen
(—fahrplan, —geld, —messer, —tuch, —buch, —kalender)
Wald
(—brand, —erdbeere, —weg, —lauf, —wiese, —hüter)
Wasser
(—leitung, —turm, —faß, —hahn, —pumpe, —waage)
Zahn
(—ersatz, —schmerz, —arzt, —pasta, —wechsel, —weh)

Welche Wörter kann man vor das Hauptwort setzen?

Bad
(Frei—, Wannen—, Moor—, Sonnen—, Sitz—, Schaum—)
Beeren
(Blau—, Brom—, Heidel—, Erd—, Stachel—, Preisel—)
Blumen
(Glocken—, Frühlings—, Wiesen—, Herbst—, Mai—)
Brot
(Weiß—, Schwarz—, Knäcke—, Butter—, Abend—)
Fleisch
(Kalb—, Schweine—, Pökel—, Rind—, Rauch—, Hack—)
Geld
(Klein—, Papier—, Silber—, Wechsel—, Falsch—)
Glas
(Farb—, Spiegel—, Bier—, Likör— Wein—, Blei—)
Haus
(Hoch—, Wochenend—, Geschäfts—, Bauern—, Land—)

Obst
   (Beeren–, Stein–, Früh–, Fall–, Spalier–, Spät–)
Platz
   (Bau–, Flug–, Fußball–, Markt–, Park–, Spiel–)
   (Sport–, Sitz–, Steh–, Zelt–, Anlege–, Nist–)
Reise
   (Ab–, Aus–, Ein–, Auslands–, Urlaubs–, Schiffs–)
   (Hin–, An–, Ferien–, Geschäfts–, Gebirgs–)
Suppe
   (Fleisch–, Erbsen–, Kartoffel–, Reis–, Gemüse–)
Schuh
   (Leder–, Lack–, Holz–, Halb–, Schnür–, Haus–)
   (Roll–, Schlitt–, Damen–, Herren–, Hemm–)
Schrift
   (Ab–, Unter–, Über–, Hand–, Schön–, Block–)
Straße
   (Haupt–, Land–, Geschäfts–, Spiel–, Einbahn–)
Tasche
   (Reise–, Brief–, Akten–, Hand–, Markt–, Leder–)
Wurst
   (Fleisch–, Blut–, Dauer–, Brat–, Tee–, Zungen–)
Zeug
   (Spiel–, Fahr–, Werk–, Verbands–, Näh–, Flug–)

Es soll je ein Satz mit zwei oder drei der genannten Wörter gebildet werden.

Mädchen – Puppe / – Kleid
Reiter – Pferd / – Graben
Katze – Strauch / – Vogel
Nacht – Mond / – Sterne
Juli – Ferien / – Gebirge
Woche – Lotto / – Gewinn
Park – Teich / – Schwäne
Hund – Maulkorb / – Leine
Garten – Bank / – Großvater
Signal – Halt / – Eisenbahn
Arbeit – Geld / – Sparschwein
Wanderung – Hitze / – Durst
Motorrad – Kurve / – Unfall
Geburtstag – Gäste / – Torte

Mutter – Geburtstag – Geschenk
Sommer – Hitze – Badeanstalt
Garten – Blumenbeet – Rosen
Mädchen – Ball – Ententeich

Autobus — Parkplatz — Wächter
Polizist — Straßenkreuzung — Verkehr
Jungen — Fußball — Fensterscheibe
Badeanstalt — Rutschbahn — Wasser
Schulklasse — Wanderung — Besichtigung
Schaffner — Eisenbahn — Fahrkarten
Feuerwehr — Hausbrand — Leiter
Schulentlassung — Zeugnis — Geschenk
Verkehrsunfall — Polizei — Personalien
Leichtsinn — Zigarettenstummel — Waldbrand

Sätze mit allen genannten Wörtern bilden.

Tisch — Teller — Suppe — Löffel
Karin — Tante — Besuch — Blumen
Kurzschluß — Dunkelheit — Vater — Sicherung
Straßenbummel — Konditorei — Eisbecher — Sahne
Mutter — Wäsche — Seifenpulver — Waschmaschine
Sonnenschein — Spaziergang — Wiese — Blumen
Brieftasche — Geld — Ausweis — Fundbüro
Sonntag — Sportplatz — Fußballspiel — Bundesliga
Fußgänger — Straße — Radfahrer — angefahren
Winter — Schneefall — Straße — Schneepflug
Vater — Türschloß — Schraubenzieher — Klinke
Unfall — Sanitätswagen — Krankenhaus — Operation

Hitze — Gewitter — Blitz — Donner — Regen
Nachmittag — Badehose — Fahrrad — See — Wasser
Abend — Lampe — Ofen — Zeitung — Radio
Zelt — Nordsee — Sturm — Wolken — Regen
Junge — Fahrrad — Stein — Unfall — Erste Hilfe
Briefträger — Klingel — Zeitung — Brief — Freude
Spaziergang — Wald — Pilze — Korb — Spaß
Garten — Fliederstrauß — Vase — Zimmer — Duft
Junge — Roller — Straße — Auto — Armbruch
Junge — Fußball — Graben — Schreck — Tränen
Herbst — Eicheln — Sack — Winter — Rehe
Winter — See — Junge — Eis — eingebrochen

Satzbildung mit fünf bis acht Wörtern

Wir legen wahllos fünf bis acht Bilder (z.B. Bergedorfer Bilderbögen) auf den Tisch. Nach dieser Bildreihe soll entweder ein langer Satz formuliert oder eine Begebenheit in kurzen Sätzen dargestellt werden.

Beispiel für die Fragestellung nach dem Lesen eines Gedichtes.

Die Rache (L. Uhland)

Der Knecht hat erstochen den edlen Herrn,
Der Knecht wär' selber ein Ritter gern.

Er hat ihn erstochen im dunklen Hain,
Und den Leib versenket im tiefen Rhein.

Hat angelegt die Rüstung blank,
Auf des Herren Roß sich geschwungen frank.

Und als er sprengen will über die Brück',
Da stutzet das Roß und bäumt sich zurück.

Und als er die güldnen Sporen ihm gab,
Da schleudert's ihn wild in den Strom hinab.

Mit Arm, mit Fuß er rudert und ringt,
Der schwere Panzer ihn niederzwingt.

Mögliche Fragen:

1. Wie lautet die Überschrift des Gedichtes?
2. Warum wurde vielleicht diese Überschrift gewählt?
3. Von welchen Personen ist die Rede?
4. Welche Tat hat der Knecht vollbracht?
5. Wie führte er die Tat durch?
6. Warum hat er seinen Herrn erstochen?
7. Wie hat sich das Pferd verhalten — warum gerade so?
8. Nicht allein das Pferd bezwang den Knecht . . .

Beispiel für die Fragestellung nach dem Lesen und Nacherzählen einer Geschichte.

Der Star

Der alte Jäger Moritz hatte in seiner Stube einen abgerichteten Star, der einige Worte sprechen konnte. Wenn der Jäger rief: "Starmatz, wo bist du?", so schrie der Star allemal: "Da bin ich!" — Des Nachbars kleiner Karl hatte an dem Vogel seine ganz besondere Freude und machte ihm öfters einen Besuch. Als Karl wieder einmal hinkam, war der Jäger eben nicht in der Stube. Karl fing geschwind den Vogel, steckte ihn in die Tasche und wollte sich fortschleichen. Allein in demselben Augenblick kam der Jäger zur Tür herein. Er dachte, dem Knaben eine Freude zu machen, und rief wie gewöhnlich: "Starmatz, wo bist du?" —— Und der Vogel in der Tasche des Knaben schrie, so laut er konnte: "Da bin ich!"

Fragen:

1. Was hatte der alte Jäger in seiner Stube?
2. Welche Fähigkeit besaß der Star?
3. Welche Frage konnte er beantworten?
4. Welche Antwort gab der Star auf diese Frage?
5. Wer hatte an dem Vogel eine besondere Freude?
6. Was tat er deshalb öfters?
7. Wo war der Jäger nicht, als Karl wieder einmal hinkam?
8. Wohin steckte Karl den Vogel?
9. Was geschah dann?
10. Wie kam nun Karls Unredlichkeit an den Tag?

10. Sicherung des rhythmisch—schwungvollen Sprechens in Reimen und Gedichten

Ziel: Die rhythmisch-geordnete Stimmführung automatisieren.

10.1. Allgemeines

Zur Vertiefung des bisher geübten rhythmisch-betonten Sprechens in der Satzform eignen sich besonders Reime und Gedichte. In diesen kann deshalb gut die Führung der Stimme zur Sprechmelodie geübt werden, weil sie selbst einen Rhythmus tragen. Beim Gedichtsprechen kann sich die neu erworbene Sprechweise bestens erproben, weil das Gedicht immer mit einer Betonung gesprochen werden muß. In der Rezitation wird die Stimme viel tragfähiger eingesetzt. Eben deshalb wird hier die mühelose und volle Stimmgebung besonders geübt. Zudem ist das Rezitieren von Gedichten beliebt; sicherlich auch deshalb, weil die gebundene und betonte Sprechweise mit vorgezeichnetem Rhythmus fließendes Sprechen ermöglicht.

Die Mehrzahl der stotternden Kinder oder Jugendlichen kann ein Gedicht störungsfrei aufsagen. Die dabei erzielte Beweglichkeit in der Stimmführung kann eine leichte Verspannung der Sprechmuskulatur überbrücken; eine sich einstellende Hemmung wird "in den Mitfluß genommen". In diesem melodisch-klangvollen und rhythmisch-schwungvollen Sprechen ist ein Steckenbleiben kaum möglich.

Solange die Zwerchfellatmung noch nicht sicher abläuft, sollte gerade beim Lesen und Aufsagen der Gedichte auf die Atmung geachtet werden. Dabei soll zur Kontrolle die Hand auf den Bauch gelegt und zu jeder Zeile neu eingeatmet werden. Vorübergehend kann hierbei der natürliche Rhythmus verlorengehen. Wir sehen jedoch vorerst nur auf den Übungszweck.

Da jetzt zunehmend auch freies Sprechen intendiert ist, sollten Gedichte ausgewählt werden, die inhaltlich leicht nachzuerzählen sind. Geeignet sind ferner Gedichte mit leicht faßbarer rhythmischer Zeilenspur.

10.2. Auswahl von Reimen und Gedichten

eins—zwei—drei, und du bist frei!
eins—zwei—drei, wir sind alle dabei!
eins—zwei—drei, koche mir ein Ei.
eins—zwei—drei, süß ist der Brei.
eins—zwei—drei, so eine Bummelei.
eins—zwei—drei, mir ist es einerlei.
eins—zwei—drei, kommt alle schnell herbei.
eins—zwei—drei, laut war der Schrei.
eins—zwei—drei, das Auto saust vorbei.

eins—zwei—drei, meine Schuhe sind entzwei.
eins—zwei—drei, o wie schön, juchhei!
eins—zwei—drei, das war nur Spielerei!

eins—zwei—drei, so viel Schreiberei.
eins—zwei—drei, wir suchen das Osterei.
eins—zwei—drei, gefährlich ist der Hai.
eins—zwei—drei, wie schön ist der Mai.
eins—zwei—drei, man träumt so mancherlei.
eins—zwei—drei, die schöne Zeit ist nun vorbei.
eins—zwei—drei, mein rechter Platz ist frei.
eins—zwei—drei, im Kaufhaus gibt es vielerlei.
eins—zwei—drei, im Verkehr man achtsam sei.
eins—zwei—drei, wer krank ist, nimmt Arznei.
eins—zwei—drei, tat ich dir weh? Verzeih!
eins—zwei—drei, beendet ist die Reimerei.

Blümlein rot, Blümlein blau,
wachsen auf der grünen Au.

Fegt der Wind die Bäume leer,
ziehn die Vögel übers Meer.

Alle Felder sind verschneit,
bald ist wieder Weihnachtszeit.

Die Lok, sie muß sich plagen,
zieht viele schwere Wagen.

Kuckuck, Kuckuck, sag mir doch,
wieviel Jahre leb' ich noch?

Die Sonne schlief die ganze Nacht,
nun aber ist sie aufgewacht.

Die goldnen Sternlein prangen,
still kommt der Mond gegangen.

Die Windmühle braucht Wind,
sonst geht sie nicht geschwind.

Schaut doch meinen Kreisel an,
wie er flink sich drehen kann.

Ein Kätzchen kömmt gegangen,
und will das Mäuslein fangen.

Wir kommen aus dem fernen Land,
die Sonne hat uns schwarz gebrannt.

Gockelhahn kräht auf dem Mist,
sagt, daß schönes Wetter ist.

Weil's geschneit hat über Nacht,
gibt es eine Schneeballschlacht.

Den Schnee rollt ein zum Schneeball fein,
recht rund und groß, und dann geht's los.

Rinke ranke Sonnenschein,
lieber Morgen komm herein.

Kreisel, Kreisel, tanz geschwind,
dreh dich wie ein Wirbelwind.

Heißa, hopsa, trallalla!
Nun ist die Fastnacht wieder da!

Kinder schaut, so viel Schnee!
Alles ist weiß, wohin ich seh'!

Im Winter, wenn es friert und schneit,
dann ist's zum Rodeln schönste Zeit.

Alle unsere Tauben sind schon lange wach,
sitzen auf den Lauben, sitzen auf dem Dach.

Es kommt ein schwarzer Mann ins Haus,
und fegt den Ruß im Schornstein aus.

Liebe, liebe Sonne, scheine doch recht hell,
jage fort die Wolken, komm hervor ganz schnell.

Es regnet, es regnet, der Kuckuck wird naß,
bunt werden die Blumen und grün wird das Gras.

Eins, zwei, drei, Butter auf den Brei,
Salz auf den Speck, und du bist weg!

Morgen ist Sonntag, da schlafen wir aus.
Wir gehn nicht zur Schule, wir bleiben zu Haus.

Der Frühling bringt Blumen,
der Sommer bringt Klee.
Der Herbst, der bringt Trauben,
der Winter bringt Schnee.

Rechts und links, und eins, zwei, drei,
meine Schuhe sind entzwei.
Wo wohnt hier der Schustersmann,
der sie wieder flicken kann?

Es regnet, es regnet,
es regnet seinen Lauf,
und wenn's genug geregnet hat,
dann hört's auch wieder auf.

Wer des Morgens dreimal schmunzelt,
mittags nicht die Stirne runzelt,
abends singt, daß alles schallt,
der wird hundert Jahre alt.

Petersilie, Suppenkraut
wächst in unserm Garten.
Unser Ännchen ist die Braut,
soll nicht länger warten.
Roter Wein, weißer Wein,
morgen soll die Hochzeit sein.

Maus im Haus

Bei uns im Haus
war eine Maus,
sie fraß ganz keck
weg unsern Speck.

Die Mutti schalt:
"Zuviel wird's bald
mit dieser Maus
in unserm Haus."

Großmutter fand
ein Loch in der Wand:
"Da kommt die Maus
hinein ins Haus."

Sie rührt eins — zwei — drei
aus Gips einen Brei,
und stopfte im Nu
das Mauseloch zu.

Nun frißt den Speck
keiner mehr weg.
Bei uns zu Haus
gibt's keine Maus.

In der Katzenschule

In der Katzenschule sitzen
zwanzig Kätzchen, groß und klein,
schwarze, graue, weiße, braune, —
alle sind sie schmuck und rein.

Lehrer ist der schwarze Kater
mit der Brille auf der Nas'.
Und die Schüler müssen brav sein,
und der Lehrer liebt nicht Spaß.

Hört, jetzt singt die ganze Klasse,
lieblich klingt's: miau! mi—au!
Doch da klopft es an die Türe.
Und wer ist es? Schau nur, schau!

Miezchen ist's, das weiße Kätzchen.
Wie's dort an der Türe steht!
Ach, es fürchtet sich nicht wenig,
denn es kommt ja viel zu spät.

Alle schaun zu ihm hinüber.
Oh, wie wird dem Miezchen bang.
"Sag", spricht jetzt der Lehrer strenge,
"sag, wo warst du heut so lang?"

"Ach, Herr Lehrer", sagt das Miezchen,
"ich fing meine erste Maus!"
und zieht aus dem Frühstückskörbchen
wirklich eine Maus heraus.

"Eine Maus hast du gefangen?"
spricht der Lehrer da und lacht.
"Na, dann wollen wir verzeihen,
Miez, das hast du gut gemacht!"

Ei, da ist das Miezchen fröhlich
husch! auf seinen Platz gesaust.
Und um zehn Uhr, in der Pause,
hat es seine Maus verschmaust.

Das Hummelchen

Es war einmal ein Hummelchen,
ein allerliebstes Fummelchen,
das flog die Kreuz und flog die Quer
im Blumengarten hin und her
und überall herum, brum brum!

Doch eines Tages ist's geschehn,
da sah es mal ein Knöspchen stehn,
das Knöspchen, das war zu! Nanu?
Die Hummel sprach verdrossen:
"Wie dumm, das Wirtshaus ist geschlossen!"
Und flog mit Sumserum sumsum
ganz ärgerlich ums Haus herum, brum brum!

Da ist das Knöspchen aufgewacht
und hat der Hummel aufgemacht.
Die Hummel, die kroch gleich hinein
und trank den süßen Honigwein,
sie trank den ganzen Keller aus
und fand sich abends kaum nach Haus,
und fiel auch einmal um, brum brum!
mit Sumserum sumsum!

Vom Schwan

Ein kleiner Schwan
ist auch ein Schwan,
nur sieht das nicht ein jeder.
Er scheint uns fremd
und ungekämmt,
und dunkel ist die Feder.

Jedoch Frau Schwan,
die wußte schon:
Der Plustrian,
das ist mein Sohn!

Eletelefon

Es war einmal ein Elefant,
der griff zu einem Telefant —
O halt, nein, nein! Ein Elefon,
Der griff zu einem Telefon —
(Verflixt! Ich bin mir nicht ganz klar,
ob's diesmal so ganz richtig war.)

Wie immer auch, mit seinem Rüssel
Verfing er sich im Telefüssel;
Indes er sucht sich zu befrein,
Schrillt lauter noch das Telefein —
(Ich mach jetzt Schluß mit diesem Song
von Elefuß und Telefong!)

Mann mit Hut

Ich kannte einen,
den gab es hier.
Der ging nicht zur Kirche.
Der ging nicht zum Bier.

Er besaß keine Socken.
Er besaß kein Gewand.
Er hatte keine Krawatte.
Er hatte keinen Verstand.

Er hatte nur eins: einen Hut.
Der machte ihn zum Mann.
Den trug er alle Tage,
bis er zerrann.

Die fünf Hühnerchen

Ich war mal in dem Dorfe,
da gab es einen Sturm,
da zankten sich fünf Hühnerchen
um einen Regenwurm.

Und als kein Wurm mehr war zu sehn,
da sagten alle: Piep!
Da hatten die fünf Hühnerchen
einander wieder lieb.

Gefunden (Goethe)

Ich ging im Walde
so für mich hin,
und nichts zu suchen,
das war mein Sinn.

Im Schatten sah ich
ein Blümlein stehn,
wie Sterne leuchtend,
wie Äuglein schön.

Ich wollt' es brechen,
da sagt' es fein:
Soll ich zum Welken
gebrochen sein?

Ich grub's mit allen
den Würzlein aus,
zum Garten trug ich's
am hübschen Haus.

Und pflanzt' es wieder
am stillen Ort;
nun zweigt es immer
und blüht so fort.

11. Das symptomfreie Lesen und Nacherzählen

Ziel: Die Führung der Stimme in der neuen Sprechweise automatisieren.

Das störungsfreie Lesen ist eine erste und leicht erreichbare Stufe im fließenden Sprechablauf. Bald nach den "Basisübungen" Atmung, Klangbildung, weicher Einsatz und Betonung kann damit begonnen werden.

Beim Lesen wird wenig eigene Denkleistung verlangt. Daher kann sich der Stotternde besonders gut auf die neue Sprechtechnik einstellen und sie üben. Es soll verlangsamt, mit gezogenen Vokalen, klangvoller Stimme und mit guter Betonung gelesen werden. Anfangs kann die Betonung etwas übertrieben werden. Ein bloßes Herunterlesen der Texte ist jedenfalls wertlos. Damit das Kind oder der Jugendliche schnell in das gewünschte Lesetempo, in das Halten der Pausen durch Satzzeichen und in die Führung der Stimme durch die entsprechende Betonung kommt, muß der Therapeut zunächst mitlesen. Sofern der Therapeut in der oben angeführten Form mitliest, führt er mit seiner eigenen Stimme die Stimme des Stotternden, und dadurch liest dieser sehr bald völlig störungsfrei.

Der größte Übungswert des Lesens liegt darin, daß hier geübt wird, die Stimme von Satzzeichen zu Satzzeichen, also von Atmung zu Atmung zu ziehen bzw. zu führen. Damit wird ein guter Stimmfluß gesichert und das willensmäßige Führenkönnen der Stimme trainiert. Dieses Vortraining ist für das Training der freien Rede sehr wichtig.

Die Erfahrung zeigt, daß bei einem längeren Lesetext das Kind oder der Jugendliche flüchtig wird. Er fängt an zu eilen, beachtet weniger die Satzpausen und liest schließlich ohne Betonung. Damit hat der Stotternde seine Selbstkontrolle verloren. Die Leseübung bezweckt jedoch auch, daß Selbstkontrolle geübt und der Sprechablauf selbstgesteuert wird. Ein Lautlesen ohne diesen Zweckhintergrund ist nahezu sinnlos. Wenn das Kind oder der Jugendliche bei der Leseübung zu hasten beginnt, greift der Therapeut ein, liest mit und führt somit wieder den gewünschten Lesegang.

Die Sprachübungsbehandlung ist jetzt noch mehr in das Stadium zur Übung des freien Sprechens eingetreten. Der gelesene Text muß nun auch nacherzählt werden. Vor allem bei Kindern sind einfache Lesetexte zu bevorzugen, die inhaltlich leicht faßbar sind und sich von der Denkanforderung auch leicht nacherzählen lassen. Am besten werden die jeweils auch in den Schulen verwendeten Sprach- oder Lesebücher benutzt, weil so auch das Lesen als "Hausarbeit" besser möglich ist.

12. Das spontane symptomfreie Sprechen

Ziele:

- Die erleichternde und nun störungsfreie Sprechweise in das Spontansprechen übernehmen und automatisieren.
- In jeder Sprechsituation störungsfrei sprechen können.

Streng genommen bilden die vorangegangenen Abschnitte die Vorübungen für diesen letzten Arbeitsabschnitt mit dem Ziel des symptomfreien Sprechens. Wir werden uns bei einer erweiterten Sprachübungsbehandlung am längsten bei diesem Arbeitsabschnitt aufhalten. Der Stotternde muß mit Hilfe der neuen eingeübten Sprechtechnik lernen, sich von den gelegentlich noch auftretenden Sprechhemmungen allmählich freizusprechen. Wenn jedoch ein Rückfall auftritt, so werden wir immer wieder auf die Grundübungen zurückgreifen müssen. Erfahrungsgemäß wird nur allzuleicht wieder vom weichen Stimmeinsatz und damit vom weich-entspannten Sprechen abgegangen.

In diesem Arbeitsabschnitt wird geübt:
a. die gelöste Sprechfertigkeit,
b. die sprachliche Ausdrucksfähigkeit,
c. die sprachliche Situationstüchtigkeit.

Zu a:
Die gelöste Sprechfertigkeit bedeutet ein hemmungsfreies Sprechen. Frei von Hemmungen bedeutet wiederum frei von Verspannungen oder Verkrampfungen zu bleiben. Die Verkrampfungserscheinungen und Verschlußbildungen der Sprechmuskulatur können mit Hilfe der neuen Sprechtechnik überwunden werden, wie dies bereits an früherer Stelle erörtert wurde. Jedoch muß diese neue Sprechtechnik abgesichert und über einen längeren Zeitraum stabilisiert werden. Bleibt die Übung zu kurz, so kann der Stotternde sehr leicht wieder zu seiner früheren Sprechweise zurückkehren und damit einen Rückfall erleiden. Die alte falsche Sprechgewohnheit läßt sich nur allmählich verlernen. Es ist also darauf zu achten, daß in den Übungen zum freien Sprechen die neue erleichternde Sprechweise beibehalten wird. Wohl aber wird das Sprechtempo der normalen Umgangssprache angeglichen.

Zu b:
Der Sprechtätigkeit geht der Denkprozeß voraus, und das weitere Denken orientiert sich am wahrgenommenen Gesprochenen. Ist der Denkprozeß z.B. verlangsamt, so daß zum Sprechbeginn der Denkinhalt als Satzformulierung noch nicht fertig vorliegt, oder das bereits Gesprochene nicht in einen neuen und weiterführenden Denkprozeß hineingenommen wird, so ergibt dies eine Verzögerung bzw. Unterbrechung in der Sprachgebung, die

mit ihren Erscheinungen als Stottern gewertet wird. Daran kranken in mehr oder minder starkem Grade sehr viele Stotternde. Oder es herrscht bei ihnen eine Gedankenflucht, ein Abirren der Gedanken vom eigentlichen Redeinhalt vor. Dadurch wird ebenfalls die Einkleidung bzw. Einordnung der Gedanken in die Satzkonstruktion verzögert oder ungeordnet in den äußeren Sprechakt gebracht. In all den Formen, wo außerdem die rein sprachlichen Fähigkeiten schwächer entwickelt sind, erweisen sich die Übungsstoffe zum freien Sprechen als unentbehrlich. Je schwieriger die Denkleistung ist, umso größer ist die Tendenz zur gestörten Sprache. Daher gehen wir im Freisprechen nach Schwierigkeitsstufen vor. Mit der Fähigkeit zur schnelleren Wortfindung und gewandteren Satzformulierung wird damit oft auch die Sprechstörung Stottern zurücktreten.

Zu c:
Das Sprechen am Behandlungstisch stellt meist die emotional einfachste Sprechsituation dar. Daher wird hier auch bald fließend gesprochen. Damit ist jedoch dem Stotternden noch nicht viel geholfen. Er hat noch zu lernen, auch in den Sprechsituationen des Alltags störungsfrei zu sprechen. Um den Übergang von der einfachen Situation im Behandlungsraum zu den lebenswirklichen Sprechsituationen zu Hause und in der Schule zu erleichtern, können vielseitige Rede- und Situationsübungen durchgeführt werden. In diesen Gesprächsstoffen steht die Person des Stotternden im Mittelpunkt. Das entspricht der 4. Schwierigkeitsstufe der nachfolgenden Aufstellung. In der 5. Stufe muß das störungsfreie Sprechen in den verschiedenen Umweltsituationen geübt werden.

Schwierigkeitsstufen im freien Sprechen:
1. Stufe: Nacherzählen,
2. Stufe: Beschreibung von Abbildungen,
3. Stufe: Freisprechen und Berichte,
4. Stufe: Die freie Rede und Unterhaltung,
5. Stufe: Das Spontansprechen bei Fremden.

Zur 1. Stufe: Nacherzählen
Ist der Denkinhalt in einer Form aufgezeigt, so fällt das freie Erzählen in eigener Wortfindung wesentlich leichter. Man darf jedoch nicht auf einer genauen Wiedergabe des Inhalts bestehen. Das Kind oder der Jugendliche soll den Text selbst formen.

Zur Anwendung bei jüngeren Kindern:
Hier denken wir zunächst an die Nacherzählung eines Märchens. Das Märchen kann vorerzählt oder vorgelesen, optisch auf verschiedene Weise dargeboten oder von einer Schallplatte gehört worden sein. Oder das Kind erzählt die Handlung der Abschnitte eines illustrierten Geschichtenbuches nach. Möglich sind auch Nacherzählungen einzelner Abschnitte eines einfach gehaltenen illustrierten Sachbuches. Lesefähige Grundschüler lesen

entsprechende Texte und erzählen sinngemäß den Inhalt bzw. Handlungsablauf.

Zur Anwendung bei älteren Kindern und Jugendlichen:
Hier ergeben sich noch mehr Möglichkeiten zum Nacherzählen. Außer dem schon Genannten werden vorgeschlagen: Texte aus dem Lesebuch oder Sprachbuch, Texte aus anderen Schulbüchern (Biologie, Geografie), Bildgeschichten und nachzuerzählende Filme.

Zur 2. Stufe: Beschreibung von Abbildungen
Die Beschreibung von Abbildungen bedeutet eine Steigerung der Sprachfertigkeit. Diese Stufe verlangt eine völlig selbständige gedankliche Gliederung dessen, was über die gezeigte Information ausgesagt werden soll. Es sollen hier aber nicht die Einzelheiten benannt, sondern der Inhalt der Abbildung zusammenhängend erzählt werden. Entscheidend ist, daß z.B. eine dargestellte Situation inhaltlich richtig wiedergegeben werden kann.

Zur Anwendung bei Vorschulkindern und Grundschülern:
Jüngeren Kindern werden wir farbige Bilder, Bilderbücher oder einfache Sachbücher vorlegen. Um durch eine Abbildung zum Denken und damit zum Sprechen zu motivieren, werden wir Abbildungen wählen, die das Kind anregen und interessieren. Die Abbildungen sind nur dann verständlich, wenn sie Darstellungen aus dem Leben und Erleben der Kinder zeigen. Jüngere Kinder werden zunächst nur in kurzen Sätzen die Gestalten und Begebenheiten benennen, die ihnen besonders auffallen. Jedoch erwerben sie mit unserer Hilfe die Fähigkeit, eine einfach dargestellte Handlung zu beschreiben und darüber zu erzählen.

Zur Anwendung bei älteren Kindern und Jugendlichen:
Neben den bereits unter "Nacherzählen" genannten Arbeitsmitteln (außer Film) empfehlen sich hier noch Dias. Als Steigerung und Erschwerung ist es möglich, z.B. ein Dia anzusehen und es dann aus dem Gedächtnis zu beschreiben.

Zur 3. Stufe: Freisprechen und Berichte
Diese Stufe stellt an das Denksprechen höhere Forderungen. Sie verlangt Folgerichtigkeit und einen ganz bestimmten Aufbau im Sprechdenken. Die hier heranzuziehenden Themen sind noch nicht ichbezogen, sie berühren noch wenig die Person des Stotternden.
Mögliche Themen für das Freisprechen ohne Vorlage:
— Heutiges, gestriges, tägliches Vorkommnis.
— Bericht über heutiges, über kommendes Wetter.
— Bekannte Bauwerke beschreiben, Lage angeben.
— Besondere Stadtteile, Straßen, Anlagen usw. beschreiben.
— Sportarten gruppieren und berichten, was jeweils getan wird.
— Bericht erstatten vom letzten Fußballspiel.

— Von den verschiedenen Schulfächern berichten.

"Reportage" mit Cassettenrecorder:
— Leben und Verkehr auf der Straße.
— In unserer Klasse.
— Ein Fußballspiel.
— Ein Sportereignis auf dem Bildschirm.
— Ein aktuelles Tagesereignis.
— Über einen technischen Fortschritt.
— Einen Fernsehfilm inhaltlich wiedergeben und evtl. kommentieren.

Für jüngere Kinder wird das Puppenspiel (z.B. mit Kasperlefiguren) empfohlen.

Zur 4. Stufe: Die freie Rede und Unterhaltung
In dieser Stufe der Unterhaltung und der freien Rede wird der Dialog zwischen Therapeut und Schüler gepflegt. Der Redeinhalt ist meist auf die Person des Stotternden bezogen. Mit dieser und der nächsten Schwierigkeitsstufe haben wir vorwiegend ältere Kinder und Jugendliche zu betreuen. Der ältere Stotterer ist allerdings häufig kontaktarm geworden. Er hat die Tendenz zur Verschwiegenheit und teilt sich nicht allzugern anderen Personen mit. Es gilt, die Kontaktarmut und das verschlossene System zur Mitwelt abzubauen und umzuwandeln. Das kann zum Teil dadurch erreicht werden, daß der Stotternde viel aus seinem bisherigen Leben erzählt. Er soll auch das erzählen, was er lieber verheimlichen möchte. Mit dieser Übung reagiert der Stotternde wahrscheinlich psychische Verspannungen und Hemmungen ab. Es kann hier auch so verfahren werden, daß für die nächste Stunde ein Thema zu Hause schon stichpunktartig bearbeitet wird.

Mögliche Themen für die freie Rede und zur Unterhaltung:
— Familiensituation
— Geschwisterrivalität
— Krankheiten
— Erfolgserlebnisse
— Beziehung zu Verwandten
— Besitzwünsche
— Schulereignisse
— Freizeitgestaltung
— Sportliche Betätigung
— Urlaubsvorhaben
— Zukunftspläne
— Alltagssorgen
— Was erfreut im Alltag?
— Enttäuschte Erwartungen, Kränkungen
— Das Stottern: Entwicklung, Heilungsaussichten, Rückfallverhütung, seelische Begleiterscheinungen.

Zur 5. Stufe: Das Spontansprechen bei Fremden
In der gesicherten Situation am Therapietisch spricht das Kind oder der Jugendliche nach angemessener Behandlung störungsfrei. Das ist jedoch kein ausreichender Erfolg. Es kann sein, daß er auch zu Hause und unter Freunden die volle Sprechbereitschaft erlangt hat, jedoch bei Fremden oder "Autoritätspersonen" nicht symptomfrei spricht. Wenn das Kind oder der Jugendliche in diesem Stadium der Behandlung noch etwas lernen muß, so ist es nicht mehr die Technik der erleichternden Sprechweise, sondern das Risiko zu wagen, sprechend zu handeln.

Anregungen zur Durchführung:
Das Kind/der Jugendliche probiert sich im Ansprechen fremder Personen. Er geht auf die Straße, fragt nach dem Weg, der Uhrzeit, nach bekannten Gebäuden usw. Er geht in Geschäfte, fragt nach dem Preis, dem Sortiment und kauft auch kleine Gegenstände bzw. für den Haushalt ein. Er knüpft von sich aus in der Straßenbahn, im Bus, auf dem Sportplatz usw. ein Gespräch an. Er übernimmt mündliche Aufträge an mehr oder weniger fremde Personen und führt das notwendige Gespräch in der gelernten erleichternden Sprechweise. Er geht in öffentliche Einrichtungen und holt Erkundigungen ein. Hier kann auch das Telefon eingesetzt werden.
Nicht immer wird der Sprechkontakt mit Fremden einwandfrei ablaufen. Darauf kommt es zunächst nicht an. Es ist der Mut zum Sprechen und die Sicherheit im Sprechen zu üben, und es muß soviel Mut vorhanden sein, auch einmal stark stottern zu können, ohne dabei sonderlich aus der Ruhe zu kommen.

13. Hinweise zur Selbstkontrolle

Dieser Abschnitt ist hauptsächlich für ältere und jugendliche Stotterer gedacht. Es ist nicht vorgesehen, daß die Sätze und Formeln auswendig gelernt werden. Sie können als Übungsstoff zur gebundenen Sprechweise verwendet werden. Wenn sie oft genug mit Aufmerksamkeit geübt werden, so bringen die Formeln stete Hinweise und beeinflussen im positiven Sinne.

Der Gebrauch der folgenden Spalten für die Selbstkontrolle muß erst mit dem Therapeuten geübt werden. Die Spalten können zu diesem Zweck selber angefertigt und dem Jugendlichen zum Schluß jeder Sitzung vorgelegt werden. Nach kurzer Zeit legt dann der Jugendliche vor jeder weiteren Sitzung seine ausgefüllten Spalten vor. Sobald Fortschritte anhand der Eintragungen sichtbar sind, ist ein kurzes Gespräch sinnvoll, in dem der Stotternde seine Fortschritte selber benennt und auch gut bewältigte Situationen kurz schildert. Er soll dann angeben, wie (positiv) er sich in diesen Sprechsituationen verhalten hat.

Zu Beginn der täglichen Übungsarbeit

Vor dem Üben sollen halblaut und langsam folgende Sätze gelesen werden:

Immer und überall spreche ich:
ganz weich und locker,
mit klangvoller Stimme,
mit viel Betonung,
recht langsam
und in etwas gezogener Form.

Zu jedem Sprechvorhaben will ich:
meine Ruhe zum Sprechen behalten,
unbekümmert und sicher bleiben,
und immer daran denken,
daß ich eigentlich fließend
sprechen kann.

Vor jedem Sprechenmüssen sage ich mir:
Ich weiß, daß ich fließend
sprechen kann.
Ich behalte meine Ruhe zum Sprechen.
Ich bleibe beim Sprechen unbekümmert
und sicher.
Ich werde langsam sprechen.
Ich werde ruhig und gelöst sprechen.
Ich werde weich und locker sprechen.
Ich werde die Stimme fließen lassen.

Ich werde die Vokale etwas ziehen.
Ich werde mit Betonung sprechen.
Ich werde recht schwungvoll sprechen.
Ich werde meine Gedanken ordnen.
Dann kann ich nur fließend sprechen.
Ich will nur noch fließend sprechen.

Tägliche Vorsätze

Bitte jeden Morgen halblaut und langsam lesen:

1. Ich weiß, daß ich fließend sprechen kann. Meine Sprechstörung kommt von einer falschen Sprechtechnik. Ich will meine Sprechstörung beseitigen.
2. Ich will immer meine Ruhe zum Sprechen behalten. Nie mehr werde ich vor dem Sprechen nervös und aufgeregt sein. Überhaupt will ich immer und überall meine Ruhe behalten.
3. Ich will an jedes Sprechen unbekümmert herangehen. Nie mehr werde ich vor dem Sprechen schüchtern oder ängstlich sein.
4. Ich will zu jedem sprechen, ganz sicher bleiben, denn ich weiß, daß ich sprechen kann. Nie mehr werde ich bei einem Gespräch gehemmt sein. Überhaupt will ich immer und überall forsch und sicher auftreten.
5. Ich will stets daran denken, daß ich dann fließend sprechen kann, wenn ich in der neuen eingeübten Sprechweise spreche. Ein gestottertes Sprechen darf es für mich nicht mehr geben. Ich habe den festen Willen, daß ich zum völlig fließenden Sprechen komme.
6. Ich will mein Sprechen in einen geordneten Ablauf bringen. Schon vor Sprechbeginn konzentriere ich mich auf ein geordnetes und fließendes Sprechen. Überhaupt will ich immer bewußt in der neuen und leichteren Sprechweise sprechen.

Es ist gut, wenn man sich auch selber kontrolliert. Trage bitte deshalb für jeden Tag die Uhrzeit ein, in der Du den vorstehenden Text gelesen hast.

Datum					
Uhrzeit von					
bis					

Selbstkontrolle zur Sprechtechnik

Denke bitte jeden Abend darüber nach, ob Du den Tag über an folgendes gedacht hast:

1. Wenn ich hart und mit zuviel Muskelkraft spreche, werde ich stottern. Will ich fließend sprechen, muß ich weich und locker sprechen. Deshalb bemühe ich mich stets um ein *weiches und lockeres Sprechen.*

Wenn Du heute meistens weich und locker gesprochen hast, kannst Du das heutige Datum und ein + darunter eintragen.

Datum					
+					

Genau so kannst Du es mit den folgenden Punkten machen.

2. Halte ich die Stimme zurück oder sperre ich sie ganz ab, werde ich stottern. Will ich fließend sprechen, so muß unbedingt die Stimme fließen und klingen. Deshalb bemühe ich mich um eine *fließende und klangvolle Stimmbildung.*

Datum					
+					

3. Wenn ich die Vokale nicht beachte, muß ich stottern. Will ich fließend sprechen, so muß ich die Vokale hervorheben. Deshalb will ich immer mit etwas *gezogenen Vokalen* sprechen.

Datum					
+					

4. Wenn ich unbetont spreche, kann ich sehr leicht ins Stottern kommen. Will ich fließend und geordnet sprechen, so muß ich betont sprechen. Deshalb bemühe ich mich um eine *gute Betonung.*

Datum					
+					

5. Wenn ich zu schnell spreche, kann ich leicht ins Stottern kommen. Will ich fließend sprechen, so muß ich langsam sprechen. Deshalb bemühe ich mich stets um ein *langsames und geordnetes Sprechen.*

Datum					
+					

6. Wenn ich hastig und aufgeregt spreche, werde ich ins Stottern kommen. Will ich fließend sprechen, so muß ich ruhig und gelöst sprechen. Deshalb bemühe ich mich stets um ein *ruhiges und gelöstes Sprechen.*

Datum					
+					

Was kann ich tun, wenn eine Sprechstörung auftritt?

Wenn ich die Sprechhemmung verspüre, so mache ich zunächst halt. Ich höre auf zu sprechen.

Ich will erst einmal meine Erregung ausschalten und wieder ruhig werden.

Ich denke daran, daß ich ja eigentlich störungsfrei sprechen kann.

Dann überlege ich in Ruhe, was ich sagen will.

Vor erneutem Sprechbeginn stelle ich mich auf die neue Sprechweise ein. Damit kann ich störungsfrei sprechen.

Dann atme ich zwanglos in den Bauch ein.

Ich setze ganz weich mit der Stimme ein.

Den Sprechbeginn begleite ich mit einem Handschwung. Damit komme ich sofort in den Stimmfluß und damit in den Redefluß hinein.

Jetzt spreche ich langsam und ruhig. Ich spreche gelöst und bedächtig.

Vor allen Dingen muß ich weich und locker sprechen. Ich muß unbedingt vermeiden, zuviel Muskelkraft zu gebrauchen.

Ich bemühe mich auch um ein betontes und damit schwungvolles Sprechen.

Wenn ich jetzt fließend spreche, so freue ich mich darüber, weil ich den Stotterzwang mit meinem Willen und meiner Selbstbeherrschung überwunden habe.

Ich habe soeben gemerkt, daß ich durch Selbstkontrolle geordnet und störungsfrei sprechen kann. Ich will lernen, immer und überall störungsfrei zu sprechen.

Quellennachweise

Die hier nicht aufgeführten Reime und Gedichte sind entweder Volksgut und bedürfen keines Nachweises; ansonsten wurden Anregungen entnommen aus: Reime — Gedichte — Geschichten für den Kindergarten. Volk und Wissen, Berlin 1973.

Weitere Quellen:

Zu Seite 39 ff., E. Latte, Wir raten Rätsel aus aller Welt, Heidelberg 1962.

Zu Seite 44, "Die Rätsel der Elfen". Gedichte von Friedrich Rückert, Frankfurt/Main 1886.

Zu Seite 45, E. Glonnegger, Spiel mit. Ravensburger Taschenbücher Bd. 47, Ravensburg 1965.

Zu Seite 78, "Die Rache". Ludwig Uhland, Gedichte und Dramen. Cotta, Stuttgart o.J.

Zu Seite 78, "Der Star". N. Nicolaisen, Praktische Anleitungen zur Beseitigung des Stotterns, Flensburg 1887.

Zu Seite 85, "Vom Schwan". James Krüss, James Tierleben, München 1965.

Zu Seite 86, "Eletelefon". Laura E. Richards, Ein Reigen um die Welt (Hg. H. Baumann), Gütersloh 1965.

Zu Seite 86, "Mann mit Hut". Josef Guggenmoos, Gorilla, ärgere dich nicht! Weinheim 1971.

Zu Seite 86, "Die fünf Hühnerchen". Victor Blüthgen, Westermann Lesebuch 2, Braunschweig 1968.

BERGEDORFER PÄDAGOGISCHE SCHRIFTEN

1 Wolfgang Wertenbroch
Die ambulante Behandlung stotternder Kinder und Jugendlicher auf der Grundlage der positiven Verstärkung

Genaue Anweisungen, Falldarstellungen und umfangreiche Literaturhinweise ermöglichen einen guten Überblick über diese Therapieform auf lernpsychologischer Grundlage.

2 Erwin Richter und Wolfgang Wertenbroch
Die Sprachübungsbehandlung des Stotterns

Dieses Werk beruht auf langjährigen Erfahrungen und Forschungen auf dem Gebiet des Stotterns. Es gibt dem Sprachtherapeuten wichtige Hinweise für die Behandlung des Stotterns.

3 Miloš Sovák
Spracherziehung im Kindesalter

Dieses Buch berücksichtigt die Didaktik und Methodik der Bildungsarbeit in Vorschuleinrichtungen und Grundschulen; es ist zur Ergänzung und Vertiefung logopädischer Erkenntnisse des Vorschul- und des ersten Schulalters gedacht. 1986 als das „beste Buch des Jahres in methodischer Hinsicht" mit dem Preis des Tschechischen Literar-Fonds ausgezeichnet.

☐ Die Reihe wird fortgesetzt.

BERGEDORFER ARBEITSMITTEL

1 Heiner Müller
Bergedorfer Bilderbögen zur Sprecherziehung — Ein Sprechübungsspiel zum Selbermachen
    Für alle Laute und Lautverbindungen: S, Sch, K, G und übrige Laute.
    Material: stabiler Karton.

Einsetzbar in Sprachheilschulen, Sonderschulen, Sprachheilambulanzen, Sondertagesheimen, Ausländerklassen, Grundschulen und in der nachgehenden Betreuung von sprachbehinderten Kindern im Elternhaus für Stammlerbehandlung, Wortschatzerweiterung und LRS-Übungen (Wort-Bild-Karten).

2 Heiner Müller
Bergedorfer Vergleichsbilder — Eine Ergänzungsserie zu den Bergedorfer Bilderbögen zur Sprecherziehung

Durch Bildvergleiche mit den „Bergedorfer Bilderbögen" ergeben sich 1.104 (mit Mehrzahlbildungen 2.208) Satzbildungsmöglichkeiten. Der Einsatzbereich entspricht dem der „Bergedorfer Bilderbögen".

3 Arnold Grunwald
Diagnosebogen zur Erfassung von Sprachstörungen in Kindergärten, Schuleingangsstufen, sonderpädagogischen und sprachtherapeutischen Institutionen

Sonderdruck aus dem Werk „Sprachtherapie" von A. Grunwald, Bergedorfer Förderprogramme, Band 2, S. 97 — 107. 10 Seiten, geheftet und gelocht. Mindestabnahme 50 Stück.

Verlag und Vertrieb: Sigrid Persen, Dorfstraße 14, D-2152 Horneburg